Dr. med. Karl Gartner

Nie wieder Grippe

Dr. med. Karl Gartner

Nie wieder Grippe

Wirkungsvoll vorbeugen
Erfolgreich bekämpfen

Unter Mitarbeit von Dr. med. Wolfgang Exel
und Dinah Heydarian

Herbig
Gesundheitsratgeber

Für die Ratschläge in diesem Buch kann, trotz sorgfältiger Prüfung durch den Autor und den Verlag, keine Garantie übernommen werden. Ebenso ist eine Haftung des Autors, des Verlages bzw. seiner Beauftragten für Personen-, Sach- und Vermögensschäden ausgeschlossen.

Gedruckt auf chlorfrei gebleichtem Papier

Produktion: Bildbuch Verlag, Wien
Umschlag: Adolf Bachmann, Reischach
Umschlagbild: Studio Elmar Kohn, Landshut
Satz: Zehetner Ges. m. b. H., A-2105 Oberrohrbach
Gesetzt aus: 11/13 Punkt Optima auf System Ventura Publisher
Druck und Binden: Wiener Verlag, Himberg
Printed in Austria
ISBN 3-7766-1959-7

Inhalt

Einleitung 7

I Grippe – was ist das eigentlich? 9

1 Das Virus 11

Unterkühlung 11 · Trockene, heiße Raumluft 13
Klimaanlagen 14 · Permanenter Luftzug 14

2 Grippeepidemien 15

3 Wann brauchen Sie einen Arzt? 18

4 Die Anzeichen der Grippe 19

Der grippale Infekt 20 · Die echte Grippe 21

5 Sonderformen der Grippe 22

Die Kopfgrippe 22 · Die Darmgrippe 24 · Die »rheumatische« Grippe 25 · Die Sommergrippe 26

6 Die bösen Folgen der »übergangenen« Grippe . 27

Antibiotika 31 · Grippetabletten 33

7 Die Komplikationen 34

Die chronische Bronchitis 36 · Nervenleiden 40

8 Grippeimpfung – ja oder nein? 45

II Das Grippe-Akut-Programm 47

1 Der Schnupfen 49

Maßnahme 1: Der Einlauf 52 · Maßnahme 2: Wenig Flüssigkeit zuführen! 53 · Maßnahme 3: Therapeutisches Fasten 53 · Maßnahme 4: Die Nasenspülung 55 · Maßnahme 5: Das Kopfdampfbad 56 · Maßnahme 6: Die Homöopathie 57

2 Die Entzündung der Kopfhöhlen 61

3 Nasenpolypen 64

4 Die Mittelohrentzündung 66
5 Die Halsentzündung 68
6 Die »klassische« Grippe 71
Die Behandlung der akuten Grippe 73 · Fieber 80 · Ernährung während der Grippe 84 · Darmbakterien und Gesundheit 85 · Heilpflanzen gegen Grippe 90 · Die biochemischen Mittel nach Schüßler 93 · Grippe und Kreislauf 95

III Das Grippe-Vorsorge-Programm 101
1 Grippe – Seele – Streß 103
2 Die Funktionen des Immunsystems 105
Am Beispiel Masern 107 · AIDS – was ist das? 110
3 Die klinische Diagnostik 111
Am Beispiel Krebs 112
4 Das Immun-Trainingsprogramm 113
Methoden der Immunstimulierung 114 · Immuntraining 117
5 Fit und immun mit Dr. med. Exel 121
Stärken Sie Ihre Abwehr! 121 · Cooper-Test 123 · Jet-Piloten-Test 127 · Atmen gegen Streß 129 · So beugen die Chinesen vor 130 · Akupressur-Kurs 132

Anhang 135
Dinah Heydarian: Helfer der Gesundheit –
Vitamin C und Co 135
Vitamingetränke 137 · Suppen 139 · Müslis 143 · Salate 146 · Gemüse 149 · Desserts 155

Literaturhinweise 158

Register 159

Einleitung

Grippe ist eine Allerweltserkrankung, eine Laune der Natur. Und dennoch sind im Verlauf der Menschheitsgeschichte schon mehr Menschen an ihr zugrunde gegangen, als an jeder anderen Infektion. Grippe – das Wort stammt vom französischen »grippe« (ausgesprochen: grip) und bedeutet soviel wie »Grille, Laune«. Das spricht wohl Bände.

In der medizinischen Fachsprache heißt sie bekanntlich »Influenza«, das mit »Beeinflussung, Einfluß« gleichzusetzen ist.

Es steht außer Zweifel, daß das Phänomen Grippe großen Einfluß auf unsere Gesellschaft hat, ist sie doch die Volkskrankheit Nr. 1! Sie kostet den Staat und seine Gesundheitsorganisationen alljährlich Millionen. Sie ist die einzige Infektionskrankheit, die auch im Zeitalter der Antibiotika ihre Position unverändert stabil behaupten konnte.

»Die Grippe dauert – gut behandelt – sieben Tage, unbehandelt eine Woche.« Kennen Sie diese köstliche Volksweisheit? So besehen, müßte man sagen, daß alljährlich viele Millionen jeglicher Währung für Medikamente ausgegeben werden, die eigentlich wirkungslos sind, oder aber für Mittel, deren Nebenwirkungen ungleich mehr ins Gewicht fallen als die beabsichtigten Hauptwirkungen. Aber das ist ja eine Binsenweisheit, die nicht nur für die Grippemittel Gültigkeit hat.

Es gibt bis heute kein Medikament, mit dem es verläßlich und in kurzer Zeit gelingen würde, Grippe zu heilen! Es gibt lediglich Medikamente, die die Symptome dämpfen, wie etwa das berühmte Aspirin und ähnliche Präparate, die schmerzstillend, entzündungshemmend und fiebersenkend wirken.
Darüber hinaus gibt es eine Unzahl von Naturheilmitteln und -verfahren, die angeblich der Grippe zu Leibe rücken sollen. Es hat allerdings den Anschein, daß auch diese Maßnahmen in erster Linie gegen die Symptome der Grippe gerichtet sind.
Das beste Mittel gegen Grippe ist, gar keine zu bekommen. Mit anderen Worten: das beste Mittel ist Vorbeugung.
Rücken wir ihr also zu Leibe, dieser Volkskrankheit Nr. 1!

I Grippe – was ist das eigentlich?

Es ist gar nicht leicht, das Thema Grippe, das eigentlich ein ganzer Themenkomplex ist, so darzustellen, daß es auch von medizinischen Laien in seinen wesentlichen Bereichen verstanden wird.
Der Begriff »Grippe« allein genügt in den meisten Fällen nicht, um allen damit verbundenen Gesundheits- oder Krankheitsphänomenen ausreichend gerecht zu werden. Grippe bedeutet für den einen gewöhnlichen Schnupfen, für den anderen Husten, für den dritten Erkältung usw. Wir müssen daher einmal mit einem Sammelbegriff beginnen, der sämtliche Möglichkeiten umfaßt. Nennen wir ihn »Erkältung«. Er schließt die meisten typischen Symptome und Phänomene mit ein. Allenfalls ersetzen wir ihn auch durch den »grippalen Infekt«.

Beginnen wir also streng medizinisch, wissenschaftlich.
Erkältung – Grippe – grippaler Infekt ist eine fieberhafte Erkrankung, die durch Influenza-Viren hervorgerufen wird. Von diesen kennt man heute über zweihundert Arten, nur wenige von ihnen sind für den Menschen »pathogen«, also krankheitserregend.
Sie kennen alle die Bezeichnung Grippevirus Typ A, B oder C. Die einzelnen Typen unterscheiden sich in der Struktur ihrer Eiweißhüllen. Das Grippevirus ist imstande, alle paar Jahre diese Struktur zu wechseln, wie die Schlange ihre

Haut. Durch diese Fähigkeit ist es auch imstande, das körpereigene Abwehrsystem, das »Immunsystem«, zu überlisten. Es muß von den Immunzellen immer wieder neu identifiziert und mit neuen Waffen zur Strecke gebracht werden.

Das Virus dringt in die Schleimhautzellen und später in die Zellkerne dieser Zellen ein, wo es sich mit der »Erbsubstanz«, den sogenannten Chromosomen, vereinigt. Es nistet sich also ein wie ein Parasit und zwingt die Zelle, ihr bei der eigenen Fortpflanzung zu helfen. Mit Hilfe bzw. auf Kosten der Zelle vermehrt sich das Virus und wird wieder aus der Zelle ausgeschleust, um sich auf die nächste zu stürzen. Auf diese Weise verdoppelt sich die Anzahl der Viren in wenigen Tagen mehrere Millionen Male.

1 Das Virus

Versuchen wir einmal ganz allgemein, diese geheimnisvollen »Wesen« ein wenig zu beschreiben.
Auch hier hilft uns wieder die Deutung des Wortes weiter: »Virus« stammt vom lateinischen Wort »virus« ab und bedeutet »Schleim, Saft, Gift«.
Viren gehören eigentlich in die Zone zwischen belebter und unbelebter Natur. Sie bestehen überwiegend aus Eiweiß, werden normalerweise vom Körper auch als Eiweiß angesehen und behandelt, das heißt schlicht und einfach abgebaut. Erst wenn das Virus »virulent« wird, sich vom neutralen Eiweißkörper in ein aggressives »Lebewesen« verwandelt, beginnt ein gnadenloser Kampf, den unser Immunsystem gegen den Eindringling führen muß und – in der Mehrzahl der Fälle – auch gewinnt.
Heute – im Zeitalter von AIDS – ist es sicher in höchstem Maße aktuell, über diese Dinge ausführlich zu sprechen. Sie wissen sicher, daß AIDS ebenfalls eine Viruserkrankung darstellt, wobei diese Virusart gegen die körpereigene Immunabwehr direkt gerichtet ist. Wir werden dieser Jahrhundertkrankheit ein eigenes Kapitel widmen.
Das Grippevirus ist dagegen ein vergleichsweise harmloser Infektionserreger. Aber was bedeutet schon der Begriff »harmlos«, wenn es sich um eine Virusinfektion handelt! Ein Virus ist eine Zeitbombe, jederzeit bereit zu explodieren. Die Zeitzünder dafür im folgenden.

Unterkühlung

Nehmen wir einmal an, Sie müssen an einem feuchtkalten Herbsttag längere Zeit an einer Bushaltestelle warten. Es beginnt Sie allmählich zu frösteln, die Kälte kriecht Ihnen die Beine hoch. Es gelingt Ihnen den restlichen Tag nicht mehr, sich richtig zu erwärmen. Das sind die idealen Voraussetzungen für den Angriff des Virus. Jeder von uns hat so etwas schon einmal erlebt. Es handelt sich um die klassische »Erkältung«. Was passiert dabei?

Der menschliche Organismus besitzt ein perfekt ausgeklügeltes Heiz- und Kühlsystem, dessen Hauptaggregat die Haut ist. Sie ist Heizung, Kühlung und Lüftung in einem. Und sie gewährleistet, daß die lebensnotwendige »Betriebstemperatur« von 37 °C konstant aufrechterhalten bleibt. Bereits Abweichungen von drei Grad nach oben oder unten sind lebensbedrohlich. Hauptaufgabe dieses Mechanismus ist es, die Temperatur im Körperinneren, die sogenannte »Kerntemperatur«, konstant zu halten, weil dies die Idealtemperatur für den inneren Motor, den Stoffwechsel, darstellt. Bewerkstelligt wird dies seitens der Haut durch Öffnen oder Schließen der Hautporen bzw. durch Eng- oder Weitstellen der feinen Blutgefäße unter der Haut. Je nach Bedarf wird auf diese Weise die Wärme im Körper zurückgehalten oder nach außen abgegeben.

Kehren wir zurück an die Bushaltestelle. Der geduldig harrende, mittlerweile fröstelnde Mensch erlebt in seinem Körper eine kleine Revolution – eine Alarmreaktion. Als erste Maßnahme verkleinert sich die Oberfläche der Haut: sie bildet eine »Gänsehaut«, um den Wärmeverlust auf ein Minimum zu drosseln. Als Folgemaßnahme verengen sich seine Hautgefäße; seine Haut wird bleich. Das Blut wird in tieferen Unterhautbezirken zurückgehalten, um nicht zuviel Kälte von außen aufzunehmen. Als drittes Phänomen stellt sich leichtes Muskelzittern ein; ein Vorgang, welcher der Wärmeproduktion im Körper dient.

Der Organismus ist also, wie gesagt, auf diese Art imstande,

die Körperinnentemperatur konstant zu halten – aber nur für eine gewisse Zeit. Wenn der Kältezustrom zu lange anhält, werden diese Kompensationsmechanismen überfordert, und es kommt zu geringfügigen Abweichungen der Körpertemperatur.
Jedes Absinken der Körpertemperatur nach unten wirkt sich aber hemmend auf die Tätigkeit unseres Immunsystems aus. Diese kurzzeitige Schwächung nützt das Virus aus, um anzugreifen. Was könnte in so einer Situation getan werden, um das Schlimmste zu verhüten? Das, was jeder vernünftige Mensch ohnehin instinktiv tut – er nimmt ein heißes Bad und korrigiert die Abweichung seiner Körpertemperatur wieder nach oben. Denn umgekehrt wirkt jede Anhebung der Körpertemperatur stimulierend auf das Immunsystem. Sie werden später mehr darüber erfahren.

Trockene, heiße Raumluft

Eine Temperatur von über 20 °C bei einer Raumluftfeuchtigkeit von unter 40% bietet ideale Lebensbedingungen für Viren und andere Krankheitserreger. In überheizten Räumen herrscht – zumeist bedingt durch Zentralheizungen – eine starke Luftzirkulation. Der dabei hochgewirbelte Staub ist mit diesen Erregern »kontaminiert«, das heißt z. B. mit Grippeviren behaftet. Dazu kommt, daß die Schleimhäute der Bewohner leicht austrocknen. Die schützende Schleimschicht wird also verringert; das Virus kann – mit dem Staub eingeatmet – an die Schleimhautzellen gelangen und seine verderbliche Wirkung entfalten.
Als Faustregel gilt: Je mehr ein Raum geheizt wird, desto mehr muß für ausreichende Luftfeuchtigkeit gesorgt wer-

den, um vor allem die Staubumwälzung in der Luft zu reduzieren.

Klimaanlagen

Auch das konstante, mildwarme Klima in den Schächten der modernen Klimaanlagen bietet annähernd ideale Existenzbedingungen für »Mikroorganismen«, so auch für unser Grippevirus. Bekanntermaßen bietet die »klimatisierte« Raumluft ebenso ideale Grundlagen für allerlei Störungen oder Krankheiten der Luftwege. Menschen, die in klimatisierten Räumen arbeiten, erkälten sich etwa doppelt so oft wie solche in Räumen, die auf herkömmliche Weise geheizt und gelüftet werden.
Eines steht zudem mit Sicherheit fest: In unseren gemäßigten Breiten – sprich in Mitteleuropa – sind Klimaanlagen überflüssig! Sie sind in der Anschaffung teuer, im Energieverbrauch unwirtschaftlich und – sie erfüllen ihren eigentlichen Zweck nur in den wenigen wirklich heißen Wochen unseres kurzen Sommers.

Permanenter Luftzug

Dieser Faktor wird, was seine Bedeutung hinsichtlich der Entstehung von Erkältungskrankheiten betrifft, häufig unterschätzt. Auch in diesem Zusammenhang muß man noch einmal auf die Klimaanlagen verweisen. Sie erzeugen einen freien Luftzug im Raum, dem man nur schwer entgehen kann. Waren Sie nicht auch schon versucht, so Sie in einer derartigen Atmosphäre arbeiten, ein Halstuch umzubinden, um sich vor diesem unangenehmen Gefühl zu retten? Der

Luftzug nimmt die Feuchtigkeit mit, von der Haut und von den Schleimhäuten. Es passiert das gleiche, wie vorher beschrieben. Und – da bewegte Luft immer als kühler empfunden wird als stehende, erzeugt er ebenfalls eine »Gänsehaut«, nebst den beschriebenen Folgeerscheinungen.
Aus dieser Sicht ist größte Kritik an den derzeit gebräuchlichen Autoheizungen angebracht. Sie arbeiten rein mit dem »Konvektionsprinzip«, das heißt, es wird warme Luft aus dem Motorraum in das Wageninnere geblasen. Dadurch wird ein zum Teil sehr starker Luftzug erzeugt, mit all seinen Nachteilen.
Ideal wäre eine Flächenheizung, welche Strahlungswärme erzeugt, etwa im Boden, in den Sitzen und in den Tür- und Dachverkleidungen, sowie eine Lüftung, die nicht direkt auf den Körper der Fahrgäste gerichtet ist. Denken Sie in diesem Zusammenhang einmal daran – wie oft hat es Sie schon nach einer längeren winterlichen Autofahrt »erwischt«?

Soweit diese kurze Darstellung verschiedener äußerer Faktoren, die, eben als »Zeitzünder«, den Ausbruch einer Grippe begünstigen können. Darüber hinaus gibt es natürlich noch eine Reihe von innerlichen Vorgängen körperlicher und seelischer Art, die einem grippalen Infekt Tür und Tor öffnen können.

2 Grippeepidemien

Es hat im Verlauf der Menschheitsgeschichte – bis heute – immer wieder Perioden gegeben, in denen die Menschen generell krankheitsanfälliger waren. Im kleinen gesehen: Es gibt jedes Jahr zweimal – wie das berühmte »Amen im

Gebet« – eine Grippeepidemie! Und zwar jeweils im Frühjahr und im Herbst.
Warum das? Weil beide Jahreszeiten von extremen, das heißt stark wechselnden Wetterlagen gekennzeichnet sind.

»Das Wetter ist an allem schuld.« Dieser Satz ist wohl ein wenig übertrieben, hat aber doch insgesamt mehr Bedeutung, als man die längste Zeit angenommen hat. Die junge Wissenschaft der »Bioklimatologie« versucht seit wenigen Jahrzehnten herauszufinden, was denn die Hintergründe für Wetterfühligkeit oder Wetterempfindlichkeit seien. Gerade im Zusammenhang mit den großen Epidemien der Menschheitsgeschichte versucht man heute im nachhinein, logische Verbindungen zu klimatischen Einflußfaktoren herzustellen.
Da das Klima auf unserer Erde in erster Linie von der Sonne diktiert wird (und nicht vom Mond, wie immer wieder behauptet wird), war und ist es naheliegend, die »Strahlungsaktivitäten« der Sonne genauer zu untersuchen.
Erst in unserem Jahrhundert ist es anschaulich gelungen, den Wechsel zwischen Sonnenflecken- und Protuberanzenbildung zu beobachten und darzustellen. Sonnenflekken sind lokale Abkühlungszonen an der Sonnenoberfläche; Protuberanzen nennt man gigantische Ausstöße von Hitze und Strahlung von der Sonnenoberfläche in den Weltraum. Unsere Erde als einer der sonnennächsten Planeten ist diesen periodischen Schwankungen der »normalen« Sonnenstrahlung naturgemäß sehr stark ausgesetzt. Allmählich hat man einen gewissen Rhythmus herausgefunden, was vor allem die Zeiten erhöhter Sonnenfleckenaktivität betrifft. Und zwar scheint es sich dabei um eine »11-Jahres-Periode« zu handeln.
Alle elf Jahre kommt es also auf der Erde zu absonderlichen

Erscheinungen im Funkverkehr und unter anderem auch im weltweiten Klimaverhalten. Das Wetter spielt in solchen Jahren besonders verrückt. Dabei ist allerdings zu bedenken, daß die Manipulationen der Atmosphäre unserer Erde durch Menschenhand und -hirn heute die Einflüsse seitens der Sonne zum Teil übertreffen. Denken Sie nur an den »Treibhauseffekt«, der uns wohl bald ein irdisches Wetter verschaffen wird, daß uns »Hören und Sehen vergeht«!
Wie dem auch sei, man hat jedenfalls einen gewissen zeitlichen Zusammenhang zwischen Sonnenfleckenanomalien und dem Auftreten von Dürreperioden, Überschwemmungskatastrophen, Erdbeben, Vulkanausbrüchen, Seuchen und Epidemien herausfinden können. Man muß hier unterscheiden zwischen den vorher erwähnten wetterbedingten Krankheitshäufungen, die etwa im Frühjahr und Herbst in den Großstädten und einzelnen Landstrichen auftreten, und den echten Epidemien (man nennt sie korrekterweise »Pandemien«), die ganze Kontinente erfassen können.

- Die größte und folgenschwerste Epidemie aller Zeiten war wohl die im 14. Jahrhundert über Europa hinwegziehende Pest-Epidemie – der »Schwarze Tod« –, die nicht mehr und nicht weniger als zwei Drittel (!) der gesamten europäischen Bevölkerung hinweggerafft hat.
- In den Nachkriegsjahren 1918/19 starben innerhalb weniger Monate in Europa über 20 Millionen Menschen. Woran? An der Grippe! Es war dies die »Spanische Grippe« – man nannte sie deshalb so, weil die Epidemie, von Nordafrika kommend, von Spanien ihren Ausgang genommen hatte. Ein neuerlicher Beweis dafür, daß immer mehrere Faktoren für den Ausbruch einer Infektionskrankheit verantwortlich sind. In diesem Fall war es die allgemeine körperliche Schwächung der gesamten europä-

ischen Bevölkerung durch den mörderischen Krieg, nicht zu vergessen die seelischen Nöte, die außerdem damit verbunden waren. Dazu kam wohl noch das »Einschleppen« eines bislang fremden Virusstammes (vermutlich aus Nordafrika), für den bei den Mitteleuropäern noch keine ausreichende Immunität bestanden hatte. Man sieht – auch die harmlose Grippe kann tödlich sein, wenn der Boden entsprechend bereitet ist.

- Weitere Pandemien fanden 1957 und 1968 statt:

1957 war es die »Asiatische Grippe«, 1968 war es die »Hongkong-Grippe«.
Beachten Sie bitte den Abstand von elf Jahren zwischen beiden Ereignissen.

Es steht zu befürchten, daß die Menschheit, trotz aller medizinischer Perfektion, von derartigen Massenerkrankungen nicht verschont bleiben wird, sei es infolge von Kriegen, Klimaschwankungen, Sonnenfleckenmaxima oder anderen noch unbekannten Ursachen. Und wenn es nicht das Grippevirus ist, dann eben ein anderes. Denken Sie an das lästige, zunehmend auftretende »Herpes«-Virus oder etwa gar an AIDS.

3 Wann brauchen Sie einen Arzt?

Vorweg sei eines festgestellt: Grippe ist wirklich nicht harmlos! Selbst wenn immer wieder das Gegenteil behauptet wird: Auch wenn es sich »nur« um eine Grippe handelt, sind Sie in potentieller Lebensgefahr! Suchen Sie also zu Ihrer eigenen Sicherheit einen Arzt auf, wenn folgende Faktoren bei Ihrer Erkrankung gegeben sind:

- Wenn das *Fieber* auf über 39,5 °C steigt oder länger als drei Tage dauert,
- wenn Sie unter starkem *Husten, Brustschmerzen, Stechen beim Atmen* oder unter *Atemnot* leiden (Gefahr einer Lungenentzündung),
- wenn Sie unter *starken Kopfschmerzen, Nackensteifigkeit, Lichtscheu* und *Erbrechen* leiden (Gefahr einer Hirnhautentzündung!),
- wenn *Herzjagen* oder *Herzrhythmusstörungen* auftreten (mögliche Herzmuskel- oder Herzinnenhautentzündung),
- wenn *Ohrenschmerzen* hinzukommen (Mittelohrentzündung),
- wenn *Bauchkrämpfe* und *Durchfälle* auftreten (möglich ist eine Blinddarmentzündung),
- wenn sich der Zustand nach vier bis fünf Tagen nicht verbessert bzw. sich verschlechtert,
- wenn sehr starke *Halsschmerzen*, sogar *mit Fieber* oder *Schüttelfrost* auftreten,
- wenn *Eiterbläschen* an den Mandeln oder *eitriger Schleim* dazukommen,
- wenn Sie *älter als 65 Jahre* sind und
- insbesondere dann, wenn Sie eines der genannten Symptome an Ihrem *Kind* beobachten!

4 Die Anzeichen der Grippe

Auch wenn Ihnen dies lapidar und selbstverständlich erscheinen mag, so ist bei weitem nicht alles, was nach Grippe aussieht, auch wirklich eine – und umgekehrt! Trotzdem gilt als oberstes Gebot beim ersten Auftreten von Grippesymptomen: Abwarten! Dies allerdings mit dem

Vorbehalt, daß sogleich »ausleitende Maßnahmen« gesetzt werden können, die das Krankheitsbild nicht wesentlich verändern. Darüber später mehr.
Man muß hier grundsätzlich einen gewissen Unterschied machen zwischen einer Erkältung und einer echten Grippe. Die Erkältung beginnt immer im Nasen-Rachen-Bereich; die echte Grippe kann daneben auch mit Kopfschmerzen, plötzlichem hohen Fieber, Gliederschmerzen (insbesondere Nackenschmerzen), Erbrechen, Durchfall oder nur mit Halsschmerzen in Verbindung mit Schwellungen der Halslymphknoten einsetzen.
Es kommt durchwegs auf die psychische und physische Konstitution und damit auf die »Abwehrsituation« eines Menschen an, auf welche Art und an welcher Stelle im Organismus das Grippevirus angreifen kann.
Versuchen wir von den Symptomen her eine Unterscheidung zwischen den möglichen Grippeformen zu treffen.

Der grippale Infekt

Sie erkennen den grippalen Infekt an folgenden Kennzeichen:

- *Schnupfen,*
- *Halsschmerzen,*
- *Heiserkeit,*
- *Husten,*
- *erhöhte Temperatur.*

Diese Symptome werden sehr oft nicht ernst genommen, geschweige denn gebührend ausgeheilt. Der Begriff »Ausheilung« bedeutet hier ein Übergehen zur Tagesordnung frühestens drei Tage nach Verschwinden der Symptome!

Wenn der Organismus das Virus nicht vollständig abgewehrt und ausgeschieden hat, kann es zum gefürchteten Rückschlag kommen, in der Fachsprache »Zweitschlag« genannt: die Symptome kehren nach ein bis zwei Wochen wieder, und es entwickelt sich zumeist die echte Grippe.

Die echte Grippe

Sie zeigt zunächst die gleichen Symptome wie die vorher genannten. Dazu kommen nach wenigen Tagen:

- *hohes Fieber,*
- *starker Husten,*
- *Schmerzen in der Brust,*
- *geschwollene Lymphdrüsen* in der Hals- und Nackenregion,
- *Kopfschmerzen,*
- *Nackenschmerzen,*
- allgemeine *Gliederschmerzen,*
- manchmal *weißliche Beläge* auf der Rachenschleimhaut oder an den Mandeln,
- *Mandelentzündung.*

In diesem Stadium sind, wie gesagt, Medikamente bereits wirkungslos oder nur mehr gegen die Symptome gerichtet. Eine »übergangene Grippe« kann also zur echten Gefahr werden, weil damit den Viren eine neuerliche Möglichkeit zum Angriff eingeräumt wird. Das Grippevirus hat – im Unterschied zu vielen anderen Virusformen – die besondere Fähigkeit zur Veränderung seiner Eiweißhülle. Das ist der Hauptgrund, warum es bis heute nicht gelungen ist, seiner Herr zu werden.
Wenn nun der durch den »banalen« Infekt geschwächte

Organismus mit dem weit aggressiveren Grippevirus in Kontakt kommt, kann aus der harmlosen Grippe eine schwere Erkrankung werden, die über mehrere Wochen und unter Umständen ans Leben geht! Bei Kindern und bei alten Menschen, deren Immunabwehr noch nicht oder nicht mehr voll intakt ist, kann es nämlich auch zu schweren Komplikationen kommen. Diese sind Bronchitis, Lungenentzündung (Pneumonie), Herzmuskel- und/oder Herzinnenhautentzündung (vgl. Kap. I, 7).
Dazu kommt letztlich noch, wenn das Fieber über mehrere Tage anhält, die weithin unterschätzte Belastung des Kreislaufs. Wenn nämlich ein Mensch an der Grippe stirbt, stirbt er meist am »toxischen Kreislaufschock«: Der Körper wird derart mit giftigen Abbauprodukten aus dem Infektionsgeschehen überschwemmt, daß ein bedrohlicher Blutdruckabfall und Zusammenbruch des Kreislaufs die Folge sein kann. Gerade bei Kindern, geschwächten und alten Menschen muß daher unbedingt möglichst bald ein Arzt zu Rate gezogen werden!

5 Sonderformen der Grippe

Es gibt noch einige sehr verbreitete Sonderformen der Grippe, die ich im folgenden erläutern will.

Die Kopfgrippe

Auch die Kopfgrippe entwickelt sich mitunter aus einer einfachen Erkältung und zeigt ein Phänomen auf, das in der Medizin »Superinfektion« genannt wird. Superinfek-

tion nennt man einen Vorgang, bei dem auf dem Boden einer vorangegangenen Virusinfektion ein weiterer Erreger hinzukommt und das »vorbereitete Feld beackert«. In diesem Fall sind es oft bakterielle Eitererreger (z. B. sogenannte Streptokokken oder Staphylokokken), die erst dann zum Zug kommen, wenn das Grippevirus den Boden bereitet hat.
Sie breiten sich einerseits entlang der Schleimhaut aus und befallen Stirn-, Kiefer- und Nasennebenhöhlen; später wird auch manchmal das Mittelohr mit einbezogen. Andererseits dringen sie in das Lymphsystem ein, wodurch es zu einer massiven Abwehrreaktion seitens der »Lymphozyten« (eine Abart der weißen Blutkörperchen) kommt. Erkennbar wird dieser Vorgang an einer starken, schmerzhaften Schwellung der Lymphknoten im Hals- und Nackenbereich.
Die Mandeln als »Filterorgane« des Lymphsystems werden besonders gefordert und schwellen besonders stark an. Es entwickelt sich eine »Angina« (das Wort stammt aus dem Lateinischen: »angina« = »die Enge«).
Die »Kopfgrippe« zeigt also die gleichen Symptome wie die klassische Grippe, wobei die Symptome der eitrigen »Superinfektion« noch dazukommen:

- *eitriger* bis *blutiger Schnupfen,*
- *Entzündung der Kopfhöhlen,*
- eventuell *Mittelohrentzündung,*
- eventuell *Augenentzündung,*
- *Seitenstrang-, Mandel-* oder *Zungengrundangina* (auch auf der Hinterseite der Zunge befinden sich Lymphknoten).

Die Kopfgrippe bedarf fast immer einer Zusatzbehandlung mit Antibiotika (meist Penicillin), weil sonst eine weitere lebensgefährliche Komplikation droht – die Hirnhautentzündung. Fragen Sie also lieber einmal zuviel als zuwenig Ihren Arzt!

Die Darmgrippe

Gerade bei Infektionen des Magen-Darm-Trakts sind mehrere Unterscheidungen zu treffen. Da sich die Symptome, gleich um welchen Erreger es sich handelt, sehr ähneln, die Behandlung allerdings sehr unterschiedlich sein kann, muß man hier sehr vorsichtig sein.
Die klassische Darmgrippe entwickelt sich fast immer im Gefolge einer Erkältung oder aus der echten Grippe. Das Virus »schlägt sich auf den Darm«; es wird mit dem Speichel hinuntergeschluckt und breitet sich auf der Darmschleimhaut aus. Dort verursacht es:

- *Erbrechen,*
- *Durchfall* (oft gleichzeitig),
- *Bauchschmerzen* (vor allem beim Einatmen oder auf Druck),
- *Krampfzustände* (Koliken),
- *Bauchrumoren,*
- *Appetitlosigkeit,*
- ein allgemeines, ausgeprägtes *Schwächegefühl.*

In der Mehrzahl der Fälle verlieren sich diese Symptome in einigen Tagen von selbst. Wenn sie über eine Woche bestehen bleiben, ist wiederum mit einer »Superinfektion« zu rechnen; das heißt, daß andere Erreger die durch das Virus vorgeschädigte Darmschleimhaut befallen haben. Diese verstärken und verlängern dann den Entzündungsprozeß. Es kann sich dabei wieder um Eitererreger handeln

oder aber um andere Bakterienformen, einschließlich der sogenannten »Darmsymbionten« (z. B. Kolibakterien), die – normalerweise körperfreundlich – unter bestimmten Bedingungen aber »pathogen« (das heißt »krankheitserregend«) werden können.
Eine Darmgrippe, die länger als drei Tage andauert, bedarf unbedingt der ärztlichen Behandlung!

Die »rheumatische« Grippe

Eine recht heimtückische – vielleicht die heimtückischste Grippeform überhaupt – ist jene, die das Bindegewebe im Körper befällt. Sie verläuft schleichend, anfangs ohne nennenswerte Symptome, außer vielleicht einem leichten Schnupfen oder Halsschmerzen. Allenfalls kann man auch leicht veränderte Temperatur (meist unter 37 °C) feststellen. Man nennt sie deshalb auch die »Kalte Grippe«. Der Betroffene leidet mehrere Tage an:

- *Kältegefühl,*
- *Frösteln* bis hin zu *Schüttelfrostanfällen,*
- *Schweißausbrüchen* (vor allem nachts),
- ausgeprägten *Gliederschmerzen.*

Was passiert dabei? Das Grippevirus umgeht auf irgendeine Weise die »Schleimhautbarriere« – manche Virusarten sind dazu imstande – und dringt auf direktem Weg in die Lymph- und Blutbahn ein. Man nennt diesen Zustand »Virämie«.
Es verbreitet sich im ganzen Körper und erzeugt eine rheumaartige Entzündung des Bindegewebes. Sie kennen diesen Zustand auch unter dem Begriff »Weichteilrheumatismus«. Die »Kalte Grippe« ist eine der zahlreichen Mög-

lichkeiten, die dazu führen können. Daneben sind es noch die echte rheumatische Entzündung, der »Cholesterin-Rheumatismus« und der »Harnsäure-Rheumatismus«, um die wichtigsten zu nennen.
Von Bedeutung ist diese Form des grippalen Infekts dann, wenn er über eine Woche andauert. Dann muß unbedingt nach den Ursachen gefahndet werden bzw. muß der Körper durch massive Ausleitungsmaßnahmen von den Giftstoffen befreit werden.
Die »Kalte Grippe« kann – unbehandelt – die gleichen Komplikationen hervorrufen wie alle anderen Grippeformen auch.

Die Sommergrippe

Der Vollständigkeit halber sei hier noch auf eine in den allermeisten Fällen wirklich harmlose Form des grippalen Infekts eingegangen, der die Bezeichnung »Erkältung« eigentlich nicht verdient. Allein das Wort »Sommergrippe« birgt schon einen gewissen Widerspruch. Im Sommer kann man sich nicht erkälten – oder doch? Denken Sie an Klimaanlagen, an das Bedürfnis, bei großer Hitze zu lüften (in der Wohnung und im Auto), an die vielen eisgekühlten Getränke.
Am häufigsten »passiert« einem so eine lästige Unterbrechung des sommerlichen Freizeitvergnügens, wenn man den Körper mit feuchter Haut – sei es durch Schwitzen oder durch nasse Badekleidung – plötzlich einer besonders kühlen, zugigen Umgebung aussetzt. Die Feuchtigkeit, die ja den Zweck hat, die Haut zu kühlen, verdampft sehr rasch und hinterläßt vorübergehend eine »Unterkühlung«. Resultat: Der damit verbundene leichte Kälteschock bringt

das Immunsystem kurzzeitig ins Wanken, und das allgegenwärtige Virus bekommt eine Chance anzugreifen.
Wie schon erwähnt, handelt es sich dabei um vergleichsweise wenig aggressive Viren (in den letzten Jahren sind sie allerdings um einiges aggressiver geworden). In den allermeisten Fällen ist der Spuk nach drei bis vier Tagen wieder vorbei. Nur unter besonders ungünstigen Umständen wächst sich das Ganze zu einer »handfesten« Grippe aus – insbesondere dann, wenn ihr nicht genügend Beachtung geschenkt wird.
Sie erinnern sich noch: Auch die harmloseste Grippe kann gefährlich werden, wenn man sie auf die leichte Schulter nimmt!

6 Die bösen Folgen der »übergangenen« Grippe

Eine Grippe »übergehen« heißt, so zu tun, als ob sie nicht da wäre; oder zumindest ihr nicht die erforderliche Aufmerksamkeit zu schenken. In den allermeisten Fällen geht dies trotzdem gut aus, nur manchmal kommt es zu einem Rückfall, einem »Rezidiv«, und in seltenen Fällen zu bleibenden körperlichen Schäden.
Wenn die Grippe zurückkommt, dann meist mit mehrfacher Intensität als beim ersten Mal. Was vorher ein mehr oder weniger harmloser Infekt war, ist auf einmal eine – zumindest kurzzeitig – schwere Erkrankung. Alle Symptome der »echten« Grippe treten mit großer Vehemenz zutage.
Warum? Eine Grippe übergehen heißt, körperlich gesehen, die erforderliche Schonfrist für den Organismus nicht einzuhalten. Die angesammelten Giftstoffe (Toxine), die na-

türlich auch im Verlauf einer einfachen Erkältung im Körper entstehen, werden nur ungenügend ausgeschieden. Es sind das Reste von abgestorbenen, abgestoßenen Zellen (Schleimhautzellen, weiße Blutkörperchen, Bakterien etc.), die ihre Struktur ändern und auf den Körper wie verdorbenes Eiweiß wirken. Im Verlauf jeder Krankheit, insbesondere von fieberhaften Infektionskrankheiten, werden solche Giftstoffe gebildet, und das körpereigene Abwehrsystem hat »alle Hände voll« zu tun, diese Substanzen nach außen zu befördern.

Der Begriff »Ent-zündung« sagt dies ja schon sehr treffend aus. Entzündung heißt Ausscheidung! Deshalb ist es in der Mehrzahl der Fälle gar nicht sehr sinnvoll, eine Entzündung, gleich welcher Art, um jeden Preis zu bekämpfen oder zu unterdrücken. Das führt oft zu einem Rückstau der erwähnten Giftstoffe und zu einer »Chronifizierung« der Krankheit. Eine chronische Krankheit ist nahezu immer eine Art von »Vergiftung«.

Im Fall unserer übergangenen Grippe sind es aber nicht nur die Zelltrümmer, die übriggeblieben sind, sondern auch Restbestände von »virulent« gebliebenen Grippeviren. Diese setzen nun, weitgehend unbehelligt von dem mit den Aufräumungsarbeiten beschäftigten Abwehrsystem, ihr zerstörerisches Werk fort. Der geschwächte Körper kann dem neuerlichen Angriff nicht mehr standhalten und erkrankt neuerlich – und zwar schwerer als zuvor.

Da sich die Natur, wo immer sie kann, jedoch selbst hilft, gibt es noch eine andere Möglichkeit: nicht mehr krank und noch nicht gesund sein.

Es gibt wohl kaum einen Menschen, der diesen fatalen Zustand nicht schon irgendwann einmal erlebt hat, nämlich den, daß der Körper sich nach einer überstandenen Grippe einfach nicht erholen will. Man siecht dahin, ist für

Wochen oder gar Monate nur »ein halber Mensch«. Bei jeder nur denkbaren Gelegenheit ist man gleich wieder »erkältet«, ohne daß etwas Nennenswertes daraus wird. Andererseits aber wird man auch nicht ganz gesund.

Was ist das für ein Zustand? Hier haben sich Krankheitserreger und Immunsystem auf einen »Waffenstillstand« geeinigt. Keine der beiden Parteien hat die Oberhand gewonnen, keine hat aber auch die Schlacht verloren. Im Grunde genommen stellt jede chronische Krankheit einen solchen Zustand dar, sei es der Rheumatismus, sei es die Arthritis, sei es der Krebs.

Die moderne Medizin nennt diesen Zustand das »Immunmangelsyndrom«. Modernste klinische Labormethoden sind diesem Phänomen auf der Spur. Die umfassendste davon nennt sich – nahezu unaussprechlich – »Immunfluoreszenz-Zytometrie«. Der Organismus ist also wohl geschwächt, aber immer noch imstande, einen neuerlichen Angriff der Virusregimenter abzuwehren. In einer solchen Situation muß und kann man als »willensbegabter Mensch« seinem notleidenden Körper zu Hilfe kommen!

Wie? Indem man einen neuerlichen Anstoß zu einer Akutisierung der Krankheit setzt, indem man durch entsprechende Maßnahmen (z. B. durch künstlich erzeugtes Fieber) die Körperabwehr stärkt und das Virus schwächt.

Als »ganzheitlich« denkender und behandelnder Mediziner wird man heute immer öfter mit diesem Phänomen konfrontiert. Leider – das muß auch angemerkt werden – entstehen derartige Zustände auch immer wieder einmal durch unsachgemäße, naturwidrige Behandlungen einer vorangegangenen Grippe. Insbesondere an Kindern kann man das beobachten. Das Kind wird krank, fiebert hoch, schnupft, hustet und bietet einen jammervollen Anblick. Nun sind es oft die Ängste der Mütter und auch das mangelhafte Naturverständnis mancher Ärzte, die zu überradikalen Maßnahmen führen, nur um das Fieber bloß rasch unten und das Kind wieder gesund zu haben. Es werden fiebersenkende Zäpfchen, hustenstillende Mittel (merke: hustenstillend heißt nicht hustenheilend!) und Antibiotika verabreicht – das führt am raschesten zum Erfolg. Das Kind kommt nach wenigen Tagen auf die Beine, ist zwar müde, blaß und appetitlos, aber wieder »gesund«.

Ist es wirklich gesund? Mitnichten! Es ist vorübergehend von den Symptomen befreit! Die ohnehin noch nicht voll entwickelte Immunabwehr ist durch die vorangegangene »Heilbehandlung« zusätzlich geschwächt. Ein paar Tage in der Schule oder im Kindergarten, der Kontakt mit anderen virustragenden Kameraden – und gleich kommt es wieder zur nächsten Ansteckung. Zwei Wochen später ist die nächste Grippe da, und das Spiel beginnt von vorn. Spätfolgen: chronischer Rachenkatarrh, chronischer Schnupfen, chronische Bronchitis, Allergien, Asthma.

Eigentliche Hintergründe dieser – bei Kind und Erwachsenem – immer häufiger auftretenden Zustandsbilder sind:

- *Mangelhaftes Verständnis* des Begriffs »Entzündung« als notwendigen Ausscheidungs- und Abwehrstärkungsprozeß. Aus jeder gut überstandenen Infektion bzw. Entzündung geht der Körper gestärkt hervor!
- *Übertriebene Angst* vor den Entzündungssymptomen, insbesondere vor hohem Fieber. Wie schon erwähnt, wird Fieber erst über 39,5 °C zu einem echten Risiko und sollte dann erst möglichst behutsam gesenkt werden. Fieber ist der wichtigste Helfer im Kampf gegen den Erreger.
- *Mangelnde Geduld!* Sie ist bei der Anwendung von sogenannten Naturheilverfahren unbedingt vonnöten. Wir leben in einer schnellebigen Zeit, wir haben daher auch keine Zeit, krank zu sein. Krank sein hat aber auch seine

angenehmen Seiten. Denken Sie gelegentlich einmal darüber nach!

An dieser Stelle muß ein Zwischenappell an Sie gerichtet werden: Nützen Sie eine Erkältung, gleich welcher Intensität, für die Aufrechterhaltung Ihrer Gesundheit! Fragen Sie sich: Welchen Sinn hat diese Erkrankung? Halten Sie sich vor Augen, daß jede derartige Infektion eine verbesserte Abwehrlage, auch gegen gefährlichere Keime, hinterläßt. In der Kinderheilkunde gibt es den Ausdruck »stille Feiung«. Er beschreibt den gleichen Vorgang – den der Entwicklung und Schulung des Immunsystems durch Kontakt mit Schmutz und Krankheitserregern in den Kindheitsjahren. Auch die sogenannten »Kinderkrankheiten« haben diesen Sinn. Sie stellen gewissermaßen immer eine erste Kontaktaufnahme des kindlichen Organismus mit einem unbekannten Erreger dar. Die meisten dieser Kinderkrankheiten enden mit einem Ausschlag. Dadurch werden die entstandenen Giftstoffe aus dem Körper hinausbefördert; daher auch der Begriff »Aus-schlag«.

Antibiotika

Seit Erfindung und systematischem Einsatz der »Antibiotika« (das Wort heißt eigentlich »gegen das Leben gerichtet«) hat sich die durchschnittliche Lebenserwartung der Menschen in den zivilisierten Ländern mehr als verdoppelt. Sie liegt heute bei 70–71 Jahren für Männer und 76–77 Jahren bei Frauen. Die akuten Infektionskrankheiten, wie die Tuberkulose, Syphilis, Lepra, Pest usw., haben längst ihren Schrecken verloren. Man muß allerdings eines dabei bedenken: Es handelt sich bei diesen Erkrankungen durch-

wegs um Infektionen bakterieller Natur (oder um verwandte Erreger).
Gegen Virusinfektionen ist bis heute noch kein richtiges »Kraut gewachsen«. Es gibt heute eine einzige wirksame Waffe gegen sie – die Vorsorgeimpfung.
Die klassischen Antibiotika werden aus verschiedenen Schimmelpilzstämmen hergestellt, die die Bakterien entweder direkt angreifen oder deren Wachstum unterdrükken. Unterstützt werden sie dabei durch die »Chemotherapeutika« (z. B. Azetyl-Salizylsäure, Sulfonamide), die eine ähnliche Wirkung entfalten.
Das berühmteste Antibiotikum aller Zeiten ist wohl das »Penicillin«. Es wirkt vornehmlich gegen die Eitererreger. Seine Anwendung bei Grippe ist nur dann sinnvoll, wenn auch wirklich Eitererreger im Spiel sind. Gegen Viren ist es – wie die anderen Antibiotika auch – völlig wirkungslos.

Die Vorteile der Antibiotika:
- Sie sind *rasch wirksam,*
- sie sind *relativ nebenwirkungsarm,*
- sie *hinterlassen kaum Spuren* im Körper,
- sie *helfen* in der gefährlichen Anfangsphase der Infektion *bei der Erregerabwehr,*
- sie *werden aus dem Körper wieder vollständig ausgeschieden,*
- sie wirken in manchen Situationen *lebensrettend.*

Die Nachteile der Antibiotika:
- Sie erzeugen eine *»Erregerresistenz«,* das heißt, der Erreger wird allmählich gegen sie »immun«,
- *bei wiederholtem Gebrauch muß* wegen dieser Eigenschaft *die Dosis gesteigert oder das Präparat gewechselt werden,*

- sie *schädigen auch die körperfreundlichen Darmbakterien,* die ihrerseits am Abwehrgeschehen beteiligt sind, indem sie bestimmte Immunstoffe produzieren,
- sie rufen *Unverträglichkeitserscheinungen* hervor (»Allergien«),
- sie hinterlassen des öfteren *Pilzinfektionen* im Darm.

Antibiotika – gleich welcher Art – sollten grundsätzlich und nach Möglichkeit immer nur kurz und hochdosiert angewendet werden. Dauertherapien, so notwendig sie manchmal sein mögen, haben erhebliche Nebenwirkungen und führen zu einer Abwehrschwäche. Jedenfalls sollte im Anschluß an eine Antibiotikabehandlung obligatorisch eine »Darmfloraregeneration« folgen.
Seien Sie in diesem Zusammenhang noch einmal auf die spezifische Situation eines Kindes hingewiesen. An Kindern kann man die »zauberhafte« Wirkung der Antibiotika besonders deutlich beobachten. Gerade das verführt aber dazu, solche Mittel bei jeder Gelegenheit einzusetzen, ohne Rücksicht darauf, ob sie auch wirklich gebraucht werden. Penicillin wird heute bedenkenlos beim ersten Anzeichen eines Infekts verschrieben. In vielen Fällen treten dadurch erst die oben erwähnten Nachteile in Erscheinung. Setzen Sie die Antibiotika nur im äußersten Notfall ein – oder dann, wenn Sie bemerken, daß der Organismus über die übliche Zeit hinaus mit der Infektion nicht fertig wird.

Grippetabletten

Gibt es Grippetabletten überhaupt? Eigentlich nicht! Erst seit jüngster Zeit sind sogenannte »antivirale Substanzen« im Einsatz, die allesamt aber mit derart gravierenden Ne-

benwirkungen behaftet sind, daß sie – zumindest für die Grippebehandlung – nicht zu empfehlen sind. Daneben sind immer noch einige klassische Grippemittel in Gebrauch – sie enthalten zumeist Azetylsalizylsäure oder Parazetamol in Verbindung mit Koffein. Bis vor wenigen Jahren verwendete man das Schmerzmittel Phenazetin, das aber wegen seiner schweren Nebenwirkungen für diesen Verwendungszweck wieder abgeschafft werden mußte (Schrumpfnieren, Blutzellschädigungen).
Aber auch Azetylsalizylsäure und Parazetamol sind nicht unbedenklich: Erstere kann Magen-Darm-Blutungen hervorrufen, die oft erst sehr spät entdeckt werden; zweiteres führt bei hoher Dosierung zu Leberzellschädigungen.
Grippemittel sollten nur kurzzeitig (ein bis zwei Tage) zur Dämpfung von übergroßen Schmerzen und überhohem Fieber ein- und gleich darauf wieder abgesetzt werden.
An dieser Stelle muß auch ein statistischer Faktor zur Sprache kommen, nämlich der, daß – nach menschlichem Ermessen – mit jeder gewaltsam abgekürzten Grippeerkrankung das Leben um ein halbes Jahr verkürzt wird!

7 Die Komplikationen

Was Ihnen drohen kann, wenn Sie einer Grippe nicht die gebührende Aufmerksamkeit schenken, sie »übergehen«, das wissen Sie bereits. Um diese Thematik abzurunden, sollen hier noch die möglichen Spätkomplikationen einer nicht restlos ausgeheilten Grippe dargestellt werden, wieder unter der Devise: »Grippe ist nicht harmlos!«
Wir haben früher schon einmal von der »Superinfektion« durch Bakterien und andere Krankheitserreger gesprochen,

die mitunter während oder im Gefolge einer Grippe auftreten und durchaus dramatische Formen annehmen können.
Weitere unangenehme Spätkomplikationen sind aber auf das Virus selbst zurückzuführen. Das heißt, daß Restbestände oder Bruchstücke des Virus im Körper verbleiben und sich auf Organe und Organsysteme »schlagen«. Sie kennen etwa den Ausspruch »Die Grippe hat sich auf die Lunge geschlagen«.
Und in der Tat – es sind meist zwei Bereiche des Organismus, die durch derartige Komplikationen belastet sein können: die Bronchien und das Nervensystem.
Sie kennen sicher den Zustand, wenn nach einem Infekt der lästige Husten einfach nicht weichen will, Sie noch wochen- oder monatelang durchs Leben begleitet. Das Virus »sitzt« immer noch in Ihren Bronchien! Sie spucken einen zähen, weißlichen Schleim, Sie fühlen sich elend, leiden unter Atemnot und haben keine Freude am Leben mehr. Obwohl Sie brav eine Woche im Bett geblieben sind und die Grippe ordnungsgemäß auskuriert haben, hat sie Sie trotzdem erwischt, die chronische Bronchitis.
Wieso? Wir dürfen in diesem Zusammenhang die Tatsache nicht außer acht lassen, daß in unserer Zeit die Luft zum Atmen zu »dick« geworden ist! Mit jedem Atemzug ziehen wir Milliarden von Staubteilchen, »Mikkroorganismen« (die besagten Erreger) und Chemikalien in unsere Lungen. Lungen und Nieren zählen aus diesem Grund heute zu den am meisten belasteten Ausscheidungsorganen. Durch die permanente Belastung der Bronchialschleimhaut mit diesen Umweltgiften werden die natürlichen Reinigungsmechanismen (Schleimproduktion, Flimmerhärchen) in ihrer Funktion schwer beeinträchtigt. Resultat: eine ständige Schleimhautreizung und eine »Verschmutzung« des Lun-

gengewebes. Rachen- und Bronchialschleimhaut werden ständig zur Schleimproduktion angeregt, wodurch die Drüsenzellen allmählich überfordert werden. Man hat das ständige Bedürfnis, sich zu räuspern und zu hüsteln. In dieser Situation findet das Grippevirus ideale Vermehrungsbedingungen vor. Die Zellwände der Schleimhautzellen sind infolge der nicht enden wollenden Anforderungen weich und durchlässig geworden. Das Virus dringt in die Zelle ein und entfaltet dort sein zerstörerisches Werk.

Die chronische Bronchitis

Die chronische Bronchitis zählt zu den größten Problemen der modernen Medizin. Sie ist neben Gefäßkrankheiten und Rheumatismus eine der sogenannten »Grundkrankheiten« unseres Jahrhunderts.
Mehr als die Hälfte aller Menschen über 60 Jahre ist heute von ihr betroffen.
Die Ursachen der chronischen Bronchitis:
- die erwähnte *Staub- und Rußbelastung,*
- *chemische Dämpfe* in der Atemluft (Schwefeldioxyd, Stickoxyde),
- die zunehmende *Ozonbelastung* der Atmosphäre (Ozon entsteht unter Einwirkung von Sonnenstrahlen aus den Stickoxyden),
- *zusätzliche Belastungen* (in erster Linie durch das Zigarettenrauchen, sowohl das aktive als auch passive).

Die chronische Bronchitis führt, unbehandelt, auf geradem Wege zum Lungenemphysem (Lungenblähung).
Sie nimmt als »Volkskrankheit« heute derart überhand, daß es durchaus wert erscheint, sie auch im Zusammenhang

mit dem Thema Grippe ausführlich darzustellen, zumal sie sehr häufig im Gefolge eines grippalen Infekts erst so richtig in Schwung kommt. Wie geht das vor sich?

Der Reinigungsmechanismus der Lunge besteht darin, daß der von den sogenannten »Becherzellen« (Spezialschleimhautzellen) erzeugte Schleim die eindringenden Fremdteilchen festhält. Gleichzeitig werden diese Teilchen durch die sich wellenförmig bewegenden Flimmerhärchen wieder nach oben, gegen den Rachen zu, befördert.

Bei der chronischen Bronchitis drängen die Becherzellen die anderen Zellen, welche die Flimmerhärchen tragen (= Zilienzellen), zurück. Der Schleimabtransport bricht an vielen Stellen zusammen. Es kommt zu einer Schleimverstopfung der dünnen Bronchialäste. Der nicht ausreichend abtransportierte Schleim bildet einen sehr guten Nährboden für die eingedrungenen Bakterien. Es kommt immer wieder zu neuerlichen Entzündungen und Infektionen. Zuletzt zeigt die Bronchialschleimhaut Bereiche mit völlig veränderter Schleimhautstruktur, die ihre ursprünglichen Funktionen völlig verloren haben.

Die Schwellung der Schleimhaut und die zunehmenden Schleimablagerungen engen die Lichtung der Bronchien ein. Die Folge ist eine sogenannte »Ventilationsstörung«, das heißt, daß die Belüftung der Lunge einschränkt wird.

Man bekommt nicht genug Luft – zuerst bei körperlicher Belastung, später auch in Ruhe.

Kompliziert wird die ganze Situation dann noch durch anfallsartige Verkrampfungen der Bronchialmuskulatur (genannt »Bronchospasmus«), was letztlich zu asthmaartigen Phasen akuter Atemnot führen kann.

Nach langen Jahren einer eingeschränkten Lungenfunktion kommt es schließlich zu einer teilweisen Zerstörung der Struktur der Lungenbläschen. Die »respiratorische Ober-

fläche« der Lunge, das ist jene, die den Austausch zwischen Sauerstoff und Kohlendioxyd bewerkstelligt, wird drastisch verkleinert – der Körper leidet an Sauerstoffnot.
Um die entstehende Luftnot auszugleichen, werden die feinen Blutgefäße im sogenannten »Lungenkreislauf« reflexartig verengt. Das bedeutet eine erhöhte Belastung für den rechten Herzmuskel, der das Blut aus dem »Körperkreislauf« in den Lungenkreislauf zurückpumpt. Allmählich entwickelt sich eine »Rechtsherzinsuffizienz«, also eine Schwäche des rechten Herzmuskels, durch die der allgemeine Sauerstoffmangel im ganzen Körper noch verstärkt wird. Organe und Gewebe verarmen an Sauerstoff.

Wie diagnostiziert man eine chronische Bronchitis? Die modernste und einfachste Methode stellt die Messung der sogenannten »Vitalkapazität« der Lunge mit Hilfe der »Spirometrie« dar. Unter Vitalkapazität versteht man das maximale Fassungsvermögen der Lunge für Luft.
Normalerweise vermag ein Gesunder bei einem Atemstoßtest (mit Hilfe des Spirometers) mehr als zwei Drittel seiner Vitalkapazität in der ersten Sekunde und den Rest in weiteren ein bis zwei Sekunden auszuatmen. Als erstes Anzeichen einer Bronchitis kann bereits die Tatsache gewertet werden, daß der Patient weniger als zwei Drittel seiner Vitalkapazität forciert ausatmen kann. Bei der chronischen Bronchitis sind es noch weniger. Eine genauere Diagnose dieses Leidens ist mit der »Ganzkörperplethysmographie« möglich. Der Patient sitzt in einer luftdicht verschlossenen Kammer, und es wird der Widerstand gemessen, den die Atemwege der ein- und ausgeatmeten Luft entgegensetzen. Schließlich gibt natürlich noch ein Röntgenbild die erforderlichen Aufschlüsse!

Die durchschnittliche Vitalkapazität läßt im Lauf des Lebens und insbesondere im höheren Alter automatisch immer mehr nach. Es ist daher recht aufschlußreich, seine Vitalkapazität ab dem 60. Lebensjahr dann und wann einmal messen zu lassen; schon allein deshalb, weil beim Vorliegen einer chronischen Bronchitis die Gefahr einer Infektion der Atemwege bis hin zur Lungenentzündung enorm zunimmt.

Wer ist besonders gefährdet? Eine wichtige Grundvoraussetzung für das Entstehen einer chronischen Bronchitis und ihrer Folgeerscheinungen ist zunächst einmal die anlagebedingte oder erworbene Überempfindlichkeit des Bronchialsystems. Gefährdet sind alle Personen, die als Kinder häufig unter einer Bronchitis gelitten haben, ferner Zigarettenraucher und Menschen, die berufsbedingt chemischen Dämpfen oder Gasen ausgesetzt sind.

Regeln zur Vorbeugung:

- Wenn Sie als Kind häufig unter Bronchialerkrankungen gelitten haben, sollten Sie *keinesfalls Zigaretten rauchen oder einen Beruf ergreifen, in dem Sie irgendwelchen chemischen Dämpfen, Staub oder Gasen ausgesetzt sind.*
- Falls Sie trotzdem bereits zu einer der oben genannten Risikogruppe zählen, sollten Sie auf *regelmäßigen genauen Untersuchungen der Lungenfunktion* bestehen.
- Achten Sie besonders auf *regelmäßiges Immuntraining* und *sehr viel Bewegung in frischer Luft.*
- Sorgen Sie in zentralbeheizten Räumen unbedingt für *ausreichende Luftbefeuchtung* (über 40%)!
- Rauchen Sie – wenn überhaupt – dann *nie mehr als 10 Zigaretten pro Tag!*

Nehmen Sie das Lesen dieses Ratgebers zum Anlaß, und lassen Sie einmal – interessehalber – eine »Spirometrie« an sich vornehmen. Man kann nie früh genug damit beginnen!

Nervenleiden

Zu den seltenen, aber deshalb nicht minder schrecklichen Folgeerscheinungen einer schweren Virusgrippe zählen noch bestimmte Nervenleiden. Das Grippevirus setzt sich eigenartigerweise besonders gern in den Nervenhüllen (Nervenscheiden), also in der isolierenden Schutzschicht der Nervenzellen und -fasern, fest. Es hat in dieser Hinsicht eine gewisse Verwandtschaft zum »Herpesvirus«, das ebenfalls das Nervensystem angreift.
Denken Sie etwa an die berüchtigten unangenehmen Fieberblasen; sie können sowohl durch Einwirkung des Grippe- als auch des Herpesvirus entstehen. Eine besonders unangenehme, schmerzhafte Erscheinungsform dieser Erkrankung ist die »Gürtelrose« (Herpes zoster), die durch das aggressivste aller Herpesviren hervorgerufen wird, in der Regel allerdings nur einmal während des Lebens auftritt und eine bleibende Immunität hinterläßt.
Weitere Grippefolgen können also sein:

- *Fieberblasen:* Mancher grippale Infekt äußert sich überhaupt nur in Fieberblasen, die dann freilich gleich etwa die ganze Oberlippe bedecken. Aber auch an anderen Hautstellen – vornehmlich in der Gesäß- und Kreuzbeingegend – können immer wieder Bläschen auftreten, die dann oft von neuralgischen »Ischiasschmerzen« entlang dem Bein begleitet sind. Fieberblasen sind immer ein Zeichen dafür, daß das Virus über die Haut ausgeschieden wird. Sie sind also äußerst infektiös – daher in dieser Zeit zum Beispiel keine Küsse!

- Die *Stimmbandlähmung:* Sie wird hervorgerufen durch einen Ausfall des Kehlkopfnervs (der Fachausdruck lautet »Recurrens Parese«) und geht einher mit Heiserkeit oder totalem Stimmverlust. Die Stimmbandlähmung vergeht in den allermeisten Fällen nach einigen Wochen von selbst. Bei der Behandlung muß man davon ausgehen, daß es sich nicht um eine Kehlkopf-, sondern um eine Nervenerkrankung handelt.
- Der *Hörsturz:* Auch dieses eigenartige, dramatisch anmutende Phänomen ist oft auf die Einwirkung des Grippevirus zurückzuführen. Urplötzlich verliert man das Gehör – zumeist auf einer Seite. Der Hörsturz gehört zu den schwierigsten Problemen der »Oto-Laryngologie« (Hals-Nasen-Ohren-Erkrankungen). Das Gehör bleibt meist mehrere Tage lang zur Gänze weg und regeneriert sich oft erst mühsam bei Anwendung massivster durchblutungsfördernder Maßnahmen.
- Der *akute Schwindel:* Kennen Sie den Ausdruck »Ménièresches Syndrom«? Er bezeichnet das Symptom des akuten Schwindelanfalls, der wie ein Wirbelsturm über einen hereinbricht. Ist es beim Hörsturz der Gehörnerv, so spielt hier dessen Nachbar, der Gleichgewichtsnerv, »verrückt«. Auch hier ist zumeist nur eine Seite betroffen; der Anfall wird oft durch Drehen des Kopfes nach einer bestimmten Seite ausgelöst. Ursache? Der durch das Virus überreizte Nerv erzeugt einen akuten Gefäßkrampf, die Durchblutung des Gehör- bzw. Gleichgewichtsorgans ist schwer gestört und damit die Funktionen derselben beeinträchtigt.
- Die *Trigeminusneuralgie:* Wenn es ein Leiden gibt, das man mit Fug und Recht als schrecklich bezeichnen kann,

dann dieses! Ein rasender, stechender, brennender, schneidender Schmerz fährt einem ins Gesicht – und das meist ohne erkennbaren Anlaß. Der Trigeminusnerv (wie der Name schon sagt, der dreigeteilte Nerv) ist ein sogenannter »sensibler« Nerv, das heißt, er leitet Wärme-, Kälte-, Berührungs- und Schmerzempfindungen von den drei Regionen Stirn, Ober- und Unterkiefer an die Zentrale im Gehirn weiter. Aus verschiedenen Anlässen heraus, z. B. durch einen entzündlichen Reiz (Virus), zeigt der Nerv spontan Schmerzen an, obwohl die eigentliche Schmerzursache äußerst geringfügig sein kann. Der Nerv wird »hypersensibel« und reagiert auf die banalsten Verrichtungen, wie z. B. Kauen, Sprechen, Zähneputzen, Rasieren u. ä. mit heftigsten Schmerzattacken. Die Trigeminusneuralgie, die im Gefolge eines grippalen Infekts auftritt, vergeht aber fast immer wieder von selbst, nämlich dann, wenn der Organismus mit den letzten Virusbeständen aufgeräumt hat.

• Die *Gesichtslähmung:* Nehmen wir einmal an, Sie fahren zum Spaß mit einem Motorrad. Es ist ein heißer Tag, und Sie haben das Visier des Sturzhelms geöffnet; der kühle Fahrtwind streichelt Ihr Gesicht. Sie fühlen sich herrlich! Am nächsten Morgen wachen Sie mit einem schiefen Gesicht auf. Die eine Seite hängt herunter und läßt sich nicht bewegen, so sehr Sie sich auch bemühen. Sie hat Sie erwischt – die »Facialis-Parese«. Der Nervus facialis stellt das Gegenstück zum Nervus trigeminus dar und ist für die willkürlichen Muskelbewegungen im Gesicht zuständig – er ist der »motorische« Gesichtsnerv.

Der Volksmund sagt: »Ich habe mir den Nerv verkühlt« – und so ähnlich verhält es sich auch wirklich. Durch den kühlen, heftigen Luftzug werden einzelne Bereiche der Gesichtshaut unterkühlt, und ein im Hintergrund lauerndes Virus kann sich in der entsprechenden Nervenbahn festsetzen. Das Grippevirus ist natürlich nur eine der möglichen Ursachen, allerdings eine weit häufigere, als gemeinhin angenommen wird.

- Die *Zwischenrippen-Neuralgie:* Kennen Sie ihn, den Schmerz, der wie ein Messer zwischen Ihren Schulterblättern steckt und Sie von dort aus wie ein enger Gürtel umschlingt? Manchmal sitzt er nur vorne, hinter dem Brustbein. Und manchmal zieht er wie ein glühender Faden seitlich um Ihren Brustkorb – der Zwischenrippenschmerz! Auch dabei geht es um eine »Neuralgie«, um einen Nervenschmerz, hervorgerufen durch eine Virusinfektion. Dieser Schmerz zeigt sich recht oft bereits im Verlauf einer schweren Grippe oder unmittelbar danach. Er bohrt unentwegt, gleichgültig, ob wir liegen, sitzen oder stehen. Er macht uns glauben, daß wir zumindest an einer lebensgefährlichen Herz- oder Lungenkrankheit leiden, weil er sich manchmal ausschließlich und besonders intensiv in der Brustbeingegend bemerkbar macht. Aber, wie die allermeisten »Grippe-Neuralgien«, verschwindet auch er früher oder später.
- Das *Schulter-Arm-Syndrom:* Eine recht häufige Nebenerscheinung der Grippe ist der Schulter-Arm-Schmerz. Ursache ist eine Reizung des Armgeflechts, des »Plexus brachialis« (es befindet sich etwa in der Grube oberhalb des Schlüsselbeines). Durch die anatomische Nähe zu den Lymphbahnen des Nasen-Rachen-Raums kann es durch eine Virusinfektion mitirritiert werden und dementsprechend reagieren. Der Schmerz erfaßt den gesamten Schulterbereich und strahlt oft noch bis in den Arm und in die Finger aus. Alles andere verläuft ähnlich wie bei der Zwischenrippenneuralgie.
- Das *Quadranten-Syndrom:* Der Vollständigkeit halber muß auch dieses seltene Nervenleiden kurz angeführt werden, weil es doch hin und wieder im offensichtlichen

Zusammenhang mit einer Grippeerkrankung auftaucht. Der Name »Quadranten-Syndrom« stammt daher, daß die Beschwerden streng auf den Versorgungsbereich des sogenannten »Hals-Sympathikus« beschränkt sind, also auf den rechten oder linken oberen Körperquadranten. Die rechte oder linke Seite Ihres Oberkörpers fühlt sich insgesamt anders an als die andere Seite. Sie ist kälter (das heißt: sie zeigt spontan eine Gänsehaut); die Haut kribbelt wie Ameisen; die Glieder fühlen sich schwer an; die Muskulatur ist schwächer als die der anderen Seite; die Schmerzempfindlichkeit ist deutlich höher usw. Der Sympathikusnerv ist auf einer Seite durch das Grippevirus irritiert und zeigt das durch eine »Hypersensibilität« in seinem gesamten Versorgungsbereich. Doch auch hier – keine Angst! So unheimlich diese Erscheinungen sein mögen: sie sind harmlos und verschwinden zumeist nach kurzer Zeit.

• Die *Ischias-Neuralgie:* Es ist Ihnen sicher nicht neu – die Grippe kann sich auch aufs Kreuz schlagen. Unerklärliche, heftigste Kreuzschmerzen können ebenfalls einzige Ausdrucksform einer Grippe-Infektion sein. Die jüngsten Erklärungsversuche für dieses Phänomen sprechen davon, daß das Virus entlang der Nervenscheiden des Rückenmarks nach unten wandert und sich im untersten Abschnitt (in der Kreuzbeinregion) absetzt. Die entstehende Entzündung überträgt sich dann auf den Ischiasnerv. Der Grippe-Kreuzschmerz gehört zu den häufigsten Komplikationen dieser Infektionskrankheit, ist aber im Grunde genommen harmlos.

8 Grippeimpfung – ja oder nein?

Wie schon früher kurz angedeutet, hat das Grippevirus die Fähigkeit, seine Oberflächenstruktur (genannt »Antigen-Struktur«) kurzfristig zu verändern. Aus einem Virus A wird so ein Virus B oder C. In der Änderung dieser Antigen-Struktur liegt auch die Problematik der Grippeschutzimpfung.

Der Organismus baut sehr wohl eine Immunität gegen Grippeviren auf, die sich innerhalb mehrerer Monate wieder verliert und sich immer nur auf den Virusstamm erstreckt, der gerade aktiv ist. Bei Kontakt mit einem anderen Stamm kann es unter Umständen zu einer neuerlichen Erkrankung kommen – trotz vorheriger Impfung. Im Laufe eines langen Lebens entwickelt sich wohl eine generell verbesserte Immunität gegen vielerlei Virusstämme – eine vollkommene Resistenz gibt es aber bis heute nicht. Sie wird es wohl auch in alle Zukunft nicht geben.

Falls Sie ein Anhänger der Grippeschutzimpfung sind, wird es Ihnen daher sicher schon passiert sein, daß Sie trotz »Ihrer« Impfung erkrankt sind – oder sogar unmittelbar danach, als hätte die Impfung erst den Anstoß zu der Erkrankung gegeben! Das ist durchaus realistisch!

Was passiert dabei? Sie waren zum Zeitpunkt der Impfung offensichtlich mit Grippe infiziert, allerdings mit einem anderen Virusstamm als dem mit der Impfung verabreichten. Jede Impfung – gleich welcher Art – stellt immer auch einen Angriff auf Ihr Immunsystem dar, der wohl im Vergleich mit der Grundkrankheit schwächer ist, aber dennoch nicht unterschätzt werden sollte. Ein falscher Impfzeitpunkt stellt also eine doppelte Anforderung an Ihre Körperabwehr, oft mit dem gegenteiligen Effekt als dem gewünschten.

Deshalb gilt als oberstes Gebot für die Grippeimpfung: Sie müssen unbedingt frei sein von jeglicher, auch der kleinsten Infektion. Also nicht der minimalste Schnupfen, keine Halsschmerzen, keine Heiserkeit usw.! Zum zweiten sollte der Impfstoff bereits einige Wochen vor der »Grippesaison« (also etwa September/Oktober) verabreicht werden, um dem Organismus ausreichend Gelegenheit zur Immunitätsbildung zu geben. Diese dauert in der Regel drei bis vier Wochen.

Wer sollte sich impfen lassen?

- Personen *über 60 Jahre,*
- Menschen, die viel ins *Ausland* reisen,
- *Herzkranke,* insbesondere Personen, die an Herzklappenfehlern oder chronischen Herzrhythmusstörungen leiden,
- Menschen, die an *chronischer Bronchitis* leiden,
- *werdende Mütter,*
- *geschwächte, rekonvaleszente* Personen.

Kinder brauchen in der Regel keine Grippeimpfung – aus den besagten Gründen: da man ihnen damit die Möglichkeit nimmt, ihr Immunsystem zu schulen und zu stärken. Einzelne Fachleute sind sogar der Meinung, daß die Grippeschutzimpfung überhaupt keine Wirkung habe.

II Das Grippe-Akut-Programm

Wann haben Sie Ihre letzte Grippe erlebt? Vor Wochen, Monaten oder gar Jahren? Haben Sie sie ordnungsgemäß ausgeheilt, oder haben Sie sie »übergangen«?

Dazu sei eines festgehalten: Eine zweimalige »ordentliche« Grippe pro Jahr ist mit dem Begriff »gute Gesundheit« durchaus vereinbar! Ganz im Gegenteil – wenn ein Mensch nie so richtig erkältet ist, nie Fieber hat und nie Anzeichen einer körperlichen Abwehrreaktion zeigt, ist unter Umständen anzunehmen, daß sein Immunsystem in irgendeiner Hinsicht beeinträchtigt oder gelähmt ist. Der Fachausdruck dafür lautet: »Reaktionsstarre«.

Erinnern wir uns noch einmal daran, daß die Grippe eine der besten Gelegenheiten für die Schulung des Immunsystems darstellt. Vor allem im Kindesalter ist dieser Prozeß besonders ausgeprägt. Mit jeder Infektionskrankheit wird das Abwehrsystem einem intensiven Lernprozeß unterworfen. Sie wissen alle, daß die sogenannten »Kinderkrankheiten« meist relativ glimpflich verlaufen, wenn sie tatsächlich im Kleinkindes- oder Kindesalter auftreten. Komplikationen treten wesentlich häufiger auf, wenn man im Erwachsenenalter eine Kinderkrankheit erlebt. Man denke z. B. an die Hodenentzündung bei Mumps (Ziegenpeter) oder an die Hirnhautentzündung nach einer Maserninfektion.

Zugegeben – eine Grippe ist immer eine lästige Angelegenheit! Sehen Sie sie darüber hinaus aber auch als Hilfe und als eine Möglichkeit an, sich wieder einmal auf Ihren Körper zu besinnen – und auf Ihre Seele, die ohnehin immer zu kurz kommt! Sie haben damit ein unwiderlegbares Argument sich selbst und Ihrer Umwelt gegenüber zur Hand, wenn Sie einfach für ein paar Tage »außer Gefecht« sind. Die Grippe ist die wohl schonendste und eleganteste Möglichkeit, der Fron des Alltags einmal für eine Weile zu entgehen. Und Grippe gilt, im Gegensatz zu manchen anderen Krankheiten oder Leiden, nicht als Schande! Die Bewertung der Krankheit als Schande ist in vielen Menschen tief verwurzelt – viele einfache Gemüter verbinden mit der Krankheit ein Schuldgefühl, das nach Sühne verlangt, bzw. die Deutung als eine »Strafe Gottes« für ein begangenes Unrecht. Gerade die Grippe scheint aber davon ausgenommen – vielleicht, weil niemand, absolut niemand, vor ihr gefeit ist.

Eine Grippe ist ja, wie schon angeführt, ein Sammelsurium verschiedenartiger Symptome. Und die moderne Medizin hat – wie die Naturmedizin auch – keine echte Möglichkeit zur Hand, die eigentliche Ursache, nämlich das Virus, direkt zu bekämpfen. Wir müssen uns auf zwei Möglichkeiten beschränken:

- die *Unterstützung der Immunabwehr* und
- die *Ausleitung der entstehenden Giftstoffe.*

Schnupfen – Husten – Heiserkeit – das sind die Kardinalsymptome der klassischen Grippe. Wir wollen allerdings bei dieser Gelegenheit versuchen, die einzelnen Symptome etwas breiter zu fassen, um ein ganzheitliches Bild der Erkrankungsmöglichkeiten des Nasen-Rachen- und des Bronchialbereichs zu erhalten.

1 Der Schnupfen

Der normale Schnupfen dauert, einer alten Volksweisheit gemäß, eine Woche, und wenn er behandelt wird, sieben Tage. Es hat allerdings den Anschein, daß die Dauer des Schnupfens durch äußere Eingriffe immer wieder hinausgeschoben wird. Man denke nur etwa an den unsachgemäßen Gebrauch von schleimhautabschwellenden Mitteln.

Der Verlauf eines virusbedingten Schnupfens wird durch den Gebrauch von Nasensprays, Nasentropfen oder Schnupfendragees keineswegs abgekürzt. Diese Mittel lindern bestenfalls die Symptome, solange die unmittelbare Wirkung anhält. Den Schnupfen selbst wird man dadurch allerdings sicher nicht los!

Achtung: Abschwellende Schleimhautmittel sollten nur kurzfristig – also bestenfalls zwei bis drei Tage – angewendet werden. Eine längerdauernde Anwendung oder zu hohe Dosierung führt zum sogenannten »Rebound-Effekt«; das heißt, die Nasenschleimhaut produziert hinterher noch mehr Schleim als vorher. Bei längerfristigem Gebrauch (etwa durch mehrere Wochen) kommt es zu echten Schädigungen der Schleimhautzellen: Die Schleimhaut wird »atrophisch«, sie wird gleichsam dünner und kann ihre naturgemäße Funktion, das heißt die Produktion von Schleim zum Schutz der Atemwege, nicht mehr ordnungsgemäß erfüllen. Sie trocknet buchstäblich aus, und auch nach Absetzen der Mittel regeneriert sie sich nur mehr mit Mühe.

Verwenden Sie solche Mittel also nur, wenn es für Sie unumgänglich ist; wenn Sie eine unaufschiebbare Rede halten oder sonstwie in der Öffentlichkeit auftreten müssen, ist ihre Anwendung gerechtfertigt!

Das Schnupfenvirus ist ein für unsere mitteleuropäischen Begriffe harmloser Verwandter des Grippevirus. Und oftmals ist etwas, das wir mit »grippalem Infekt« klassifizieren, lediglich eine Infektion mit dem Schnupfenvirus. Aber gerade diese harmloseste aller denkbaren Krankheiten liefert ein Beispiel dafür, daß es eigentlich keine »harmlosen« Infektionskrankheiten gibt!

Sie kennen vermutlich die einschlägige Geschichte der Eskimos? Als zu Ende des vorigen Jahrhunderts die ersten Expeditionen in Richtung Eismeer unterwegs waren, brachten sie den dortigen Einwohnern, den Eskimos, ein Präsent von besonderer Brisanz mit: das Schnupfenvirus. Sie lösten damit eine Epidemie aus, der Abertausende Eskimos zum Opfer fielen. Warum? Weil sie noch niemals zuvor mit dieser speziellen Virusart Kontakt gehabt hatten, daher also auch noch keinerlei Immunität dagegen entwickeln konnten.

Diese Tragödie der Eskimos hat sich in anderer Form, zu anderen Zeiten und bei anderen Völkern oftmals wiederholt. Immer wenn Naturforscher, Missionare oder sonstige Weltenbummler in fremde Länder oder Kontinente kamen, hatten sie unfreiwillig derartige Mitbringsel im Gepäck – sehr zum Nachteil der betreffenden Ureinwohner.

Von massenweisem Sterben bei Naturvölkern infolge für sie fremdartiger Infektionskeime hat man immer schon gehört – bis in unsere Tage. Umgekehrt kommen heute – bedingt durch die enorme Zunahme der Reisetätigkeit in jede Richtung – zunehmend fremdartige Keime auch zu uns, können sich allerdings, bedingt durch die hochentwickelte Hygiene in unseren Breiten, nicht so leicht zu echten, für uns bedrohlichen Epidemien ausweiten. Selbst die größte Epidemie der Menschheitsgeschichte, die Pest des Mittelalters, hätte bei den hygienischen Verhältnissen von heute niemals solche

Ausmaße annehmen können. Sie wurde (und wird) ja bekanntlich durch Rattenflöhe übertragen.

Wie schon erwähnt: Der normale Schnupfen ist harmlos, wenn er sich an die »vorgeschriebenen« sieben Tage hält. Erst wenn er diesen Zeitraum deutlich überschreitet und wenn das Nasensekret nicht mehr glasig, sondern gelbgrünlich geworden ist, sollte man energisch eingreifen; dann ist aus dem Schnupfen eine eitrige bakterielle Infektion geworden, die sich recht gern in den Kopfhöhlen (Nasenneben-, Kiefer-, Stirnhöhlen) ausbreitet. Da helfen wiederum nur Antibiotika! Sie helfen dem Körper, mit dem Eitererreger fertig zu werden; das Virus ist in diesem Stadium zumeist bereits ungefährlich geworden.
Vergessen Sie aber eines nie: Jeder Antibiotika-Gabe – und sei sie noch so kurz – muß unbedingt eine Darmflora-Regeneration folgen!
Klinisch unterscheidet man drei Schnupfenarten:

- den *infektiösen* Schnupfen (virusbedingt),
- den *allergischen* Schnupfen und
- den *vasomotorischen* Schnupfen (nervlich bedingt).

Ersterer ist, von allen drei Arten, naturgemäß am einfachsten zu behandeln und wieder loszuwerden. Die beiden anderen Arten sind keine Grippeerkrankungen und werden daher hier nur kurz erwähnt.
Was also tun bei Schnupfen? Die klinische Medizin verordnet – wie schon erwähnt – in der Regel schleimhautabschwellende Mittel, mit mehr Nach- als Vorteilen. Die sogenannte Naturmedizin (ihre Gegner nennen sie »alternative Medizin«) kennt dagegen unbedenkliche Techniken, um zunächst einmal die heftigsten Symptome zu mildern und Komplikationen zu vermeiden.

Die Vorstellung mag zwar schwierig herzustellen sein, aber: auch der banale Schnupfen ist eine Erkrankung oder zumindest eine Störung, die den ganzen Organismus erfaßt. Grundsätzlich müssen Sie jedes Symtpom, das Ihr Körper zeigt – auch das harmloseste –, auf diese Weise bewerten.
Gemäß diesem Grundsatz sollten daher auch die verschiedenen Behandlungsmöglichkeiten gegen Schnupfen und Grippe ausgewählt und durchgeführt werden.

Maßnahme 1: Der Einlauf

Der Einlauf – besser noch: die Einlaufserie – stellt eine Entgiftungsmaßnahme allerersten Ordnung dar! Sie sollte bei der naturgemäßen Behandlung der Grippe und aller anderen Infektionskrankheiten die eigentliche Basistherapie darstellen. Beginnen Sie damit bei den allerersten Anzeichen, also bereits, wenn es in der Nase kitzelt; Sie werden dann erleben, daß die Grippe tatsächlich harmlos verläuft.
Sie brauchen ein herkömmliches Einlaufgerät, dessen Behälter Sie mit gewöhnlichem warmen Wasser füllen (bei Kindern 1/4 – 1/2 Liter, bei Erwachsenen 1/2 – 1 Liter). Den eingefetteten Stift in Rückenlage einführen und das Wasser mit Unterbrechungen einfließen lassen. Dann einige Minuten warten und den Darm wieder entleeren. Die ganze Prozedur sollten Sie zwei- bis dreimal wiederholen (Einlaufserie).
Heute sind bereits sehr praktische Geräte in den Apotheken erhältlich. Sie bestehen lediglich aus einem Gummischlauch mit zwischenliegendem Ballon und nehmen dem Einlauf insofern seinen Schrecken, als sie die Durchführung

im Stehen ermöglichen. Sie füllen das Waschbecken mit warmem Wasser und hängen das Ende mit dem Ansaugstück hinein. Nach mehrmaligem Pumpen an dem Gummiballon spritzt bereits Wasser aus dem Schlauch – Sie führen den Stift nun einfach ein und pumpen so oft, bis Sie Stuhldrang verspüren.

Maßnahme 2: Wenig Flüssigkeit zuführen!

Solange es sich lediglich um einen Schnupfen handelt, ist diese Maßnahme sehr hilfreich. Je mehr Flüssigkeit Sie zu sich nehmen, desto mehr wird über Ihre Nasenschleimhaut wieder nach außen befördert – und umgekehrt! Dies gilt allerdings nur so lange, als nicht Fieber und starkes Schwitzen einsetzen. In diesem Fall muß die verlorengehende Flüssigkeit unbedingt wieder ersetzt werden! Bedenken Sie, daß es sich hier um »Maßnahmen der ersten Stunde« handelt. Es stellt sich nach Einsetzen des Schnupfens ohnehin sehr bald heraus, ob eine richtige, handfeste Grippe nachfolgt oder nicht. Mit diesen beiden Radikalmaßnahmen können Sie aber sicher oftmals das Ärgste verhindern!

Maßnahme 3: Therapeutisches Fasten

Man sollte eigentlich annehmen, daß – wenn man nun schon einmal krank ist – ordentliches Essen vonnöten sei. Mitnichten! Fasten heißt reinigen!
Es gibt noch einige ähnlich klingende, markige Sprüche zu diesem unpopulären Thema, wie etwa: »Fasten heilt!« oder »Fasten läutert!« oder »Fasten reinigt Körper und Geist!« Was bewirkt Fasten wirklich? Es erleichtert!

Eine Unmenge von Büchern ist über dieses Thema geschrieben worden, zumindest ebenso viele wie über das Essen. Und – Hand aufs Herz – es gibt kaum eine akute Krankheit, die nicht durch systematisches Fasten in ihrem Verlauf abgekürzt und gemildert werden kann! Wesentlich anders verhält es sich da bei den chronischen Krankheiten, die bereits zu echten Leiden geworden sind.
Wie dem auch sei: Fasten ist, in Verbindung mit anderen »ausleitenden Maßnahmen«, absolut die wirksamste Therapie gegen Infektionen, so unwahrscheinlich es auch klingen mag! Fasten muß allerdings nicht heißen: »nichts essen«. Unter Fasten versteht man prinzipiell eine Einschränkung an »hochkalorischen«, energiereichen Nahrungsmitteln wie Fetten und Eiweißprodukten. Fasten heißt in unserem Fall: vitalstoffreiche Ernährung! Unter dem Begriff versteht man: Vitamine, Mineralstoffe und Spurenelemente. Diese sind vor allem enthalten in Gemüse, Obst, Milch- und Vollkornprodukten.
Wohlgemerkt: Dies gilt nur für die ersten zwei bis drei Tage. Danach muß unbedingt wieder Eiweiß zugesetzt werden. Eiweiß dient als Grundstoff für die Neubildung von Immunstoffen. Wer zu lange fastet, schädigt sein Immunsystem!
Praktisch heißt das: Sobald sich eine Grippe meldet, essen Sie:

- *Gemüse* in jeder Form: vor allem Gemüsesuppen, gedünstetes oder gekochtes Gemüse, Gemüsesäfte, Salate (mit Ausnahme von groben, blähenden Sorten).
- *Obst:* vor allem Kompotte, Backobst, geschältes Obst, ungesüßte, selbstgepreßte Obstsäfte.
- *Milchprodukte:* normale süße Milch nur in kleinen Schlucken, saure Milch, Joghurt (vor allem Bioghurt oder Sanoghurt), Fruchtjoghurt, Buttermilch, Trinkmolke, Quarkspeisen usw.

- *Vollkornprodukte:* feingeriebenes, kleiearmes Vollkornbrot (z. B. Knäckebrot, Grahambrötchen), Müslis mit Flocken (Hafer-, Weizen-, Hirseflocken usw.); keine »echten« Vollkornprodukte, weil diese den Darm zu sehr belasten, insbesondere dann, wenn die notwendigen körperlichen Betätigungsmöglichkeiten eingeschränkt sind. Sollten Sie nach drei Tagen noch nicht einigermaßen beschwerdefrei sein, gelten andere Richtlinien, die Sie in dem später folgenden Kapitel »Ernährung während der Grippe« finden.

Maßnahme 4: Die Nasenspülung

Dies ist eine uralte Methode der Reinigung des Riechorgans, die darüber hinaus tiefgreifende Wirkungen auf den ganzen Menschen hat.
Warum das? Das »Riechhirn« stellt den entwicklungsgeschichtlich ältesten Anteil des menschlichen Gehirns dar: Riechen und Schmecken sind Funktionen, die bereits zu Zeiten, als der Mensch noch ein affenähnliches Wesen war, den größten emotionellen Stellenwert aller körperlichen Funktionen hatte. Wenn man jemanden »nicht riechen kann«, so bedeutet das, daß man ihn als Gesamtpersönlichkeit ablehnt! Riechen kommt vor Sehen, Hören und Spüren – es führt in das Zentrum der menschlichen Natur.
Zurück zur Nasenspülung. Sie zählt bei vielen Naturvölkern zu den obligatorischen religiösen Verrichtungen, etwa ähnlich wie Fasten, namentlich in den Kulturkreisen des Fernen Ostens: in Indien, China, Tibet und Japan. Das medizinische Wissen dieser Völker war seit jeher dem unseren weit überlegen und scheint es auch heute noch zu

sein. Offensichtlich war also den medizinischen Gelehrten dieser Kultur die direkte Verbindung zwischen Riechorganen und Zwischenhirn (dem Hauptsitz unserer Gefühle und Emotionen) sehr wohl bekannt. Eine Unzahl von Atemübungen des Yoga oder des Buddhismus zielt darauf ab, die oberen Atemwege freizuhalten und zu riechen.
Der Schnupfen legt die Nasenschleimhäute lahm, wir können nichts mehr riechen und nichts mehr schmecken. Spülen wir uns also frei!
Und so funktioniert die Nasenspülung: Sie lösen einen Teelöffel Kochsalz oder Meersalz in einem Viertelliter kühlem Wasser auf. Mit einem dünnen Gummi- oder Plastikschlauch saugen Sie dann etwas Salzlösung wechselweise in beide Nasenöffnungen. Danach schließen Sie jeweils das Nasenloch, durch das Sie die Flüssigkeit aufgesaugt haben, mit dem Zeigefinger und pusten das andere Nasenloch kräftig durch. Das Ganze wiederholen Sie mehrmals hintereinander. Es gibt in manchen Reformläden oder Apotheken eigens geformte Glasgefäße, die den Vorgang sehr erleichtern.
Diese Prozedur, so unangenehm sie im Moment sein mag, macht die Nase hinterher auf wundersame Weise frei.
Eine weitere hilfreiche Möglichkeit besteht in der Anwendung von Zinnkrautabsud statt Salzlösung.

Maßnahme 5: Das Kopfdampfbad

Sie brauchen dazu einen Topf mit kochendem Wasser und ein großes Leinentuch. Ideal wäre es, den Topf auf einen kleinen regulierbaren Elektroherd zu stellen, um das Wasser immer kochend zu erhalten. Sie stellen den Topf dann auf einen Tisch, beugen sich darüber, schlagen das Leinen-

tuch wie einen Baldachin über Ihren Kopf und inhalieren den heißen Wasserdampf.
Man kann dem heißen Wasser auch Kräutertees – z. B. Kamille, Pfefferminze, Salbei – zusetzen. Es bewähren sich aber auch starke Extrakte aromatischer Öle, wie etwa das Japanische Heilpflanzenöl, das »China-Öl« und ähnliches, welche man allerdings nur tropfenweise zusetzen darf, um Schleimhautreizungen zu vermeiden.
Es wird zu einer wahren Überschwemmung mit Nasensekret kommen – und der lästige Schnupfen wird im Zeitraffer ablaufen. Hinterher wird Ihre Nase angenehm frei sein.
Führen Sie diese Prozedur täglich zweimal etwa zehn Minuten lang durch. Neuerdings gibt es im Handel einen speziellen Klardampf-Inhalator, der einen Glasvorsatz für Nase und Mund aufweist. Das Kopfdampfbad ist übrigens auch bei chronischen Kopfhöhlenentzündungen sehr anzuraten!

Maßnahme 6: Die Homöopathie

Gibt es überhaupt wirksame Medikamente gegen den Schnupfen? Über die übliche Symptombekämpfung hinaus bietet die Homöopathie einige Möglichkeiten, die zumindest den körpereigenen Abwehrprozeß unterstützen und das Weiterschreiten der Infektion vermeiden können.
Hier seien in Frage kommende Mittel aufgelistet (ohne Anspruch auf Vollständigkeit). Es ist mir bekannt und bewußt, daß auf diesem Gebiet vieles in Eigeninitiative unternommen wird; trotzdem ist es empfehlenswert, sich zumindest einmal mit einem homöopathisch orientierten Arzt über die grundlegenden Behandlungskriterien zu unterhalten. Denn wenn Sie diese Methode als mögliche

Behandlungsform ins Auge fassen, müssen Sie sich zumindest über die grundsätzlichen Begriffe wie »Homöopathie« selbst, »Verdünnung«, »Potenzierung« usw. im klaren sein.

Das Wichtigste in Kürze: Homöopathische Heilmittel wirken nach dem Prinzip »Gleiches mit Gleichem heilen«. Es werden also verschiedene Stoffe – Pflanzenextrakte, Mineralien, Chemikalien usw. – nach speziellen Verfahren »potenziert«, das heißt entweder verdünnt und mit Alkohol verschüttelt oder mit Milchzucker verrieben.

Die »D-Zahl« symbolisiert die Anzahl dieser Potenzierungsvorgänge:

D 1 = Verdünnung 1 : 10

D 2 = Verdünnung 1 : 100

D 10 = Verdünnung 1 : 10 000 000 000 usw.

Die Wirkung richtet sich gegen die Symptome, die durch die Rohsubstanz hervorgerufen werden würden.

Ein Beispiel: Allium cepa (Rote Zwiebel) wirkt gegen die Erkältungsymptome, wie sie auch bei unmittelbarem Kontakt mit Zwiebeldämpfen oder -säften auftreten würden, also z. B. beim Zwiebelschneiden. Es kommt dabei zu heftigem Augentränen und Nasenrinnen. Daher wirkt Zwiebelextrakt – etwa in der Potenzierung D 1 oder D 2 – genau gegen diese Art der Grippesymptome.

Die folgenden Mittel sind – nach den beschriebenen Symptomen und ihren Randerscheinungen – möglichst frühzeitig anzuwenden und dann gegebenenfalls, je nachdem, welchen Verlauf die Erkältung nimmt, zu variieren. Es handelt sich um eine Aufstellung von sogenannten »Einzelmitteln«, wie sie die klassische Homöopathie verwendet. Selbstverständlich ist auch an die Anwendung von Kombinationsmitteln zu denken, wie sie in den homöopathischen

Apotheken erhältlich sind, oft unter dem Begriff »Grippemittel«, »Erkältungstropfen« usw.
Grundsätzlich gilt immer: Je akuter das Symptom, desto niedriger die Potenzierung (die sogenannte »D-Zahl«). Und: Fragen Sie den Apotheker stets nach der richtigen Dosierung!
Die homöopathischen Einzelmittel in alphabetischer Reihenfolge.

- *Aconitum* (Eisenhut, Sturmhut): Ein Mittel der ersten Stunde; sollte sofort bei Ausbruch einer Erkältung genommen werden, speziell dann, wenn man vorher kaltem, trockenem Wind ausgesetzt war; je stürmischer der Erkältungsbeginn, desto besser die Wirkung dieses Mittels.
- *Allium cepa* (Rote Zwiebel): Ein hervorragendes Schnupfenmittel; die Absonderungen aus der Nase bewirken eine Rötung und Entzündung der Nasenränder und der Oberlippe; Leitsymptome sind heftiges Niesen, tränende Augen und tropfende Nase (wie beim Zwiebelschneiden).
- *Arsenicum album* (Weißes Arsen): Dünne, wäßrige Absonderungen aus der Nase reizen die Nasenlöcher; der Hals ist trocken und verursacht brennende Schmerzen, die durch heiße Getränke gemildert werden; trockener, bellender Husten.
- *Belladonna* (Tollkirsche): Die Erkältung beginnt mit rotem Gesicht, wobei sich die Haut heiß und trocken anfühlt; rasch einsetzendes Fieber; trockener, schmerzender Husten, vor allem nachts; ungewöhnlich wenig Durstgefühl.
- *Bryonia* (Weiße Zaunrübe): Trockene Schleimhäute, trockener Husten; rheumaartige Gliederschmerzen, die sich bei jeder Bewegung verschlechtern; starkes Durstgefühl auf kalte Getränke; mitunter rasende Kopfschmerzen; heftige Brustschmerzen.
- *Euphrasia* (Augentrost): Die Augensymptome stehen im

Vordergrund; starkes Augentränen und Nasenrinnen ohne Reizerscheinungen; die Symptome treten nachts stärker in Erscheinung.

- *Ferrum phosphoricum* (Eisenoxydphosphat): Es ist dann angezeigt, wenn die Erkältung gleich mit Fieber einsetzt; speziell zur Fieberbekämpfung als Zusatzmittel sehr zu empfehlen.
- *Gelsemium* (gelber Jasmin): Hilft bei den Symptomen Niesen und Nasenrinnen in Verbindung mit dumpfen Kopfschmerzen und Schweregefühl in den Gliedern; wenig Durst; schleichender Beginn der Erkältung; langsamer Anstieg des Fiebers.
- *Hepar sulfuris* (Kalkschwefelleber): Die Erkältung beginnt mit Frösteln, auffallender Zugempfindlichkeit, eher bei trockenkaltem Wetter; stechende Schmerzen beim Schlucken, die sich bis in die Ohren ziehen; gelbe Absonderungen aus der Nase und aus den Bronchien; rasselnder Husten; starkes Schwitzen.
- *Mercurius* (Quecksilber): Häufiges Niesen; gelbgrüne Absonderungen aus der Nase, die die Haut stark reizen; starke Schmerzen beim Schlucken; auffallender Mundgeruch; Frösteln; geringes Fieber.
- *Natrium muriaticum* (Natriumchlorid, Kochsalz): Heftiges Niesen, ohne Vorankündigung; wäßrig weißliche Absonderungen aus der Nase; vorübergehender Verlust des Geruchs- und Geschmacksinns; starke Kopfschmerzen; Fieberblasen; starker Husten, der stechende Schmerzen hinter dem Brustbein verursacht.
- *Nux vomica* (Brechnuß): Wirkt besonders im Anfangsstadium einer Erkältung; die Nase rinnt während des Tages und ist nachts verstopft; starke Kälte- und Zugempfindlichkeit; schmerzender, trockener Husten; häufiges Niesen; trockener, entzündeter Hals.

- *Pulsatilla* (Kuhschelle): Ein Mittel der »zweiten Stunde«, das heißt, es wirkt erst, wenn die Erkältung bereits einige Tage angedauert hat; dicke, gelbliche Absonderungen aus der Nase, vor allem in frischer Luft; nachts verstopfte Nase; hohes Fieber; die Lippen sind aufgesprungen und schälen sich.

2 Die Entzündung der Kopfhöhlen

Die Konsequenz eines Schnupfens ist immer die gleiche: Man muß unbedingt zu verhindern suchen, daß die damit verbundene Schleimhautentzündung auf die Kopfhöhlen und das Mittelohr übergreift!

Stirn-, Kiefer- und Nasennebenhöhlen stellen sogenannte Reserveräume dar, die einerseits einen gewissen Druckausgleich anläßlich äußerer Luftdruckunterschiede herstellen (zum Beispiel bei raschem Druckabfall vor Herannahen einer Wetterfront oder beim Fliegen während Start und Landung). Andererseits sind sie durch ihre Schleimhautauskleidung in der Lage, eine gewisse Reinigung des Kopf-Lymph-Systems zu bewerkstelligen.

Die Schleimhäute sondern Lymphflüssigkeit, Schleim und Eiter in die Kopfhöhle ab, wobei aber die Abflußmöglichkeiten sehr begrenzt sind. Das heißt, daß sich diese Räume mit Flüssigkeit füllen, was dann folgende Beschwerden hervorruft:

- *Druckgefühl,*
- *dumpfe Kopf-* und *Ohrenschmerzen,*
- ununterbrochenes *Nasenrinnen* und *Augentränen* usw.

Die Entzündung der Kopfhöhlen kann also die Folge eines nicht restlos ausgeheilten Virusschnupfens sein, der durch eine Sekundärinfektion mit Eitererregern kompliziert wird. Eine gewisse – seltene – Gefahr liegt noch darin, daß die Eiterung durch die knöcherne Wand der Nebenhöhlen durchbricht und es zu Hirnhautentzündungen oder Hirnhautabszessen kommt.

Dies kann verhindert werden, indem Sie folgende therapeutische Maßnahmen treffen, und zwar grundsätzlich nur im Einvernehmen mit Ihrem behandelnden Arzt:

- Eine kurze, hochdosierte *Antibiotika-Behandlung.*
- Dazu die schon früher erwähnten Maßnahmen gegen den Schnupfen, wie *Nasenspülung* und *Kopfdampfbäder.*
- In verzweifelten Fällen kann man zu einer Maßnahme greifen, die von den Indianern Mittel- und Südamerikas stammt – das *Luffa purgans:* Es handelt sich dabei um eine Methode der drastischen Reinigung der Nasennebenhöhlen, die man durchaus noch einer Operation vorziehen könnte. Es dient dazu der Extrakt aus einem Baumschwämmchen, der eine starke Reizwirkung auf die Nasenschleimhaut ausübt.

Praktische Durchführung: Sie weichen ein Stück des Schwämmchens abends in einer Moccatasse Wasser ein; am Morgen kochen Sie das Ganze einmal kurz auf und lassen es abkühlen. Mit einer Pipette entnehmen Sie nun etwas von der gelblichen Flüssigkeit und tropfen sie – vornübergebeugt mit gespreizten Beinen auf einem Sessel sitzend – in beide Nasenlöcher so ein, daß sie an der Vorderseite der Nasenwege nach oben rinnt. Das ist deshalb wichtig, damit nichts von der stark reizenden Flüssigkeit in den Rachen gelangt, wo sie sehr unangenehmes Brennen hervorrufen würde. Sie richten sich danach wieder auf und schneuzen die Flüssigkeit kräftig aus. Nach etwas fünfzehn Minuten wiederholen Sie die gesamte Prozedur noch einmal. Falls sich im Laufe des Tages noch keine deutliche Reaktion zeigt, die aus einem heftigen Schnupfen und reichlichen Absonderungen aus der Nase besteht, wiederholen Sie das Ganze noch ein drittes Mal am darauffolgenden Morgen. Das Luffa-Schwämmchen ist in Apotheken erhältlich und ist eine der tiefgreifendsten und am nachhaltigsten wirksamen Reinigungsmethoden für Nase und Kopfhöhlen. Sie müssen sich allerdings auf mehrere Tage »Körperbehinderung« einstellen, da die korrekte Anwendung einen nachgerade monumentalen Schnupfen auslösen kann – da tröstet nur mehr das Sprichwort aus der »guten alten Zeit«: »Der Zweck heiligt die Mittel!«

- Es gibt noch eine andere außerordentlich wirkungsvolle Methode, Nase und Kopfhöhlen zur Selbstreinigung anzuregen: die *»nasale Reflexzonentherapie nach Röder«*. Wie schon früher kurz erwähnt, besteht eine direkte Nervenleitung von den Nasenschleimhäuten zum Hirnstamm und zum sogenannten Zwischenhirn als oberstem Zentrum der hormonellen und vegetativen Steuerung. Es ist also grundsätzlich möglich, durch Reizung der entsprechenden Schleimhautbezirke auf die hormonelle und – unbewußt ablaufenden – vegetativen Körperfunktionen Einfluß zu nehmen.

Man braucht dazu eine dünne Metallsonde, die an einem Ende etwas aufgerauht ist, ein wenig Watte und verdünntes Pfefferminzöl. Man dreht die Watte um das aufgerauhte Metallende, so dünn, daß man gut durch die engen Nasenwege gelangen kann; dann benetzen Sie die Watte mit einigen Tropfen des Öls (man verwendet am besten das »Japanische Heilpflanzenöl«) und führen den Metallstift schräg in eine Nasenöffnung ein – bis Sie am Nasendach anstoßen. Die Prozedur ist anfangs alles andere als angenehm, löst aber Reaktionen aus, die Sie veranlassen werden, doch immer wieder auf diese Methode zurückzukommen. Die nasale Reflexzonentherapie wirkt – neben den Nasenschleimhauterkrankungen selbst – noch positiv bei Migräne, Menstruationsbeschwerden, Verlust des Geruchssinns, Konzentrationsstörungen usw.

- Die *Lymphdrainage:* Auch diese spezielle Massagemethode (nur vom Fachmann behandeln lassen!) kann Sie von einer lästigen chronischen Kopfhöhlenentzündung befreien. Nach einem bestimmten Schema werden entlang der Lymphbahnen des Kopfes und des Halses zarte oberflächliche Striche gezogen und damit der Rückstrom der Lymphflüssigkeit ins Zentrum angeregt. Die Lymphdrainage nach Dr. Emil Vodder ist das schonende Gegenstück zur nasalen Reflexzonentherapie. Beide Methoden sind aber gleichwertig.

3 Nasenpolypen

Hier handelt es sich um Wucherungen der Schleimhaut, wobei natürlich nicht nur die Nase, sondern auch sämtliche anderen Schleimhäute des Körpers betroffen sein können. Besonders häufig treten solche Wucherungen nach chronischen Infekten im Kindesalter auf.

Zum besseren Verständnis muß man hier einen Begriff anführen, der die Ursache des Problems beleuchtet – den Lymphatismus.

Jeder Mensch durchläuft in seinem Leben eine Phase, die durch die Entwicklung und Reifung des Lymphsystems geprägt ist. Zu dieser Zeit kommt es zur deutlichen Vergrö-

ßerung der Mandeln, zum Anschwellen der Lymphknoten und der Schleimhäute des Nasen-Rachen-Raums.
Der Lymphatismus tritt fast immer in den Entwicklungsjahren auf, also praktisch zwischen dem ersten und zwanzigsten Lebensjahr. Er äußert sich in häufigen Mandelentzündungen, Drüsenschwellungen und »Schleimhauthypertrophien«, das sind Schwellungen und Verdickungen der Schleimhäute. Immer wieder stellt sich in diesem Zusammenhang die Frage: Mandeln entfernen' oder nicht? Warum? Weil phasenweise – vor allem in den Frühjahrs- und Herbstmonaten – eine Mandelangina die andere ablöst. Die Kleinst- und Kleinkinder können nicht durch die Nase atmen, haben daher immer ihren Mund leicht geöffnet, was einen permanenten Speichelfluß nach sich zieht.
Da bei Kleinkindern immer besondere Vorsicht geboten ist, sollten Sie im Zweifelsfall lieber einmal zu oft als zu selten einen Kinderarzt konsultieren. Dazu werden in diesem Ratgeber eine Reihe von Selbsthilfemaßnahmen vorgestellt, um diese schwierigen Zeiten zu überwinden. Früher oder später erledigt sich dieses Problem dann meist von selbst: Die Mandeln werden kleiner, die Lymphknoten und die Schleimhäute schwellen ab.
Eine wesentliche Hilfe bietet zudem die Darmflorasanierung nach dem Prinzip der »Symbioselenkung« (siehe Kapitel II, 6). Der Darm als Hauptlymphorgan spielt bei diesem Problem eine Schlüsselrolle.
Die Ausbildung von Nasenpolypen ist also gewissermaßen eine Nebenerscheinung des Lymphatismus. Sie beruht auf einer extremen Wucherung der Schleimhautzellen, bedingt durch die permanente Wachstumsanregung. Nasenpolypen müssen immer wieder operativ entfernt werden, weil sie die Nasenatmung und damit die »Durchlüftung« der Nasennebenhöhlen schwer behindern.

4 Die Mittelohrentzündung

Auch sie stellt eine besonders unangenehme Komplikation der Grippeerkrankung dar. Wie erklärt sich das?
Von den Nasennebenhöhlen führt eine direkte Verbindung zum Mittelohr – die »Eustachische Röhre«. Auch das Mittelohr bildet einen Hohlraum, der ähnliche Aufgaben wie die Kopfhöhlen zu erfüllen hat. Auch das Mittelohr besitzt eine Schleimhautauskleidung wie die Kopfhöhlen selbst. Und auch im Mittelohr können sich Flüssigkeitsansammlungen bilden. Das besondere Problem liegt allerdings darin, daß hier die Gehörknöchelchen, die der Schallübertragung dienen, in ihrer Funktion behindert werden.
Normalerweise herrscht in den Kopfhöhlen und im Mittelohr ein Unterdruck. Wenn nun die Eustachische Röhre infolge einer Entzündung verstopft ist, sammelt sich das entzündliche Sekret im Mittelohr an. Die Schallüberleitung wird gestört, und man hört schlecht.
Eine chronische Mittelohrentzündung kann schwerwiegende Folgen haben – sie führt schlimmstenfalls zum totalen Hörverlust.
Es gibt folgende Therapiemöglichkeiten:

- *Antibiotika:* Wie bei der Kopfhöhlenentzündung gilt auch hier der Grundsatz einer anfänglichen, kurzen, hochdosierten Behandlung mit Penicillin oder anderen Antibiotika. Dies dient vor allem zur Unterstützung der körpereigenen Abwehr und zur Vorbeugung gegen eine weitere Ausbreitung der Entzündung.
- *Baunscheidtismus:* Es handelt sich dabei um eine klassische Hautreiztherapie, mit dem Zweck der Ausleitung von Gift- und Entzündungsstoffen über die nächstliegenden Hautbezirke. In diesem Fall ist es der Bereich hinter den

Ohren, der sogenannte Warzenfortsatz. Hier wird die Haut mit einer speziellen Apparatur aufgerauht bzw. »genadelt«. Der Baunscheidt-Apparat besteht aus mehreren feinen Nadeln, die an eine Spiralfeder montiert sind, so daß man die Nadeln oberflächlich in die Haut schnellen kann; dadurch geht die Prozedur relativ schmerzarm vor sich.
Anschließend wird der betreffende Hautbezirk mit dem »Baunscheidt-Öl« behandelt, einer Mischung aus verschiedenen Pflanzenölen mit stark hautreizender Wirkung.
Nach wenigen Stunden beginnt die Stelle heiß zu werden und zu jucken, worauf sich bald ein pusteliger Hautausschlag entwickelt. Im Verlauf mehrerer Tage sondert sich eine mehr oder weniger eitrige Flüssigkeit ab, und zumeist gehen gleichzeitig die Mittelohrbeschwerden zurück. Der Hautausschlag trocknet allmählich wieder ein und heilt ohne Komplikationen ab.
Das Verfahren wurde von dem deutschen Erfinder und Heilpraktiker Carl Baunscheidt vor 150 Jahren entwickelt und stellt eine einfache, überaus universell wirkende Methode bei vielerlei entzündlichen oder rheumatischen Leiden dar.

- *Cantharidenpflaster-Behandlung:* Es handelt sich dabei um eine ähnliche Methode wie beim Baunscheidtismus, also ebenso um ein Hautreizverfahren. Es wird dafür – so seltsam dies auch klingen mag – eine Substanz verwendet, die aus einer Insektenart hergestellt wird; und zwar handelt es sich dabei um Käfer, die im Mittelmeerraum beheimatet sind und in ihrem Panzer einen Stoff bilden, der auf der Haut eine lokale Entzündung hervorruft und damit zur Ableitung von Giftstoffen von innen nach außen beiträgt. Die teigige schwarze Masse wird für unsere Zwecke zu einem Pflaster in Größe eines Geldstücks plattgedrückt.

Danach schmiegt man die Masse eng an die Haut, in diesem Fall hinter die Ohrmuschel, überdeckt es mit etwas Verbandstoff und befestigt das Ganze mit Heftpflaster.
Nach mehreren Stunden beginnt sich an dieser Stelle eine Blase zu entwickeln, die eine gelbliche Flüssigkeit enthält. Nach etwa vierundzwanzig Stunden entfernt man das Pflaster und sticht die Blase mit einer ausgeglühten Nadel vorsichtig auf. Die austretende Flüssigkeit wird mit Watte aufgetupft, danach die Stelle neuerlich verbunden. Nach weiteren zwei bis drei Tagen trocknet die Blase ein, und man kann die dünne, darüberliegende Haut ohne Schwierigkeiten mit einer Pinzette abziehen. Der ganze Bereich heilt, ohne Spuren zu hinterlassen, wieder ab.
Die Cantharidenpflaster-Behandlung ist zwar – leider – etwas in Vergessenheit geraten, zählt aber seit jeher zu den klassischen Hautreizverfahren, um Entzündungen aus der Tiefe an die Hautoberfläche zu ziehen. Zu Anfang ist es selbstverständlich ratsam bzw. notwendig, einen Naturheilarzt oder Heilpraktiker zu Rate zu ziehen.
Beide Methoden, die Cantharidenpflaster-Behandlung sowie der Baunscheidtismus, sind übrigens auch wirksam bei Störungen, die das Innenohr betreffen, wie bei dem Drehschwindel (Morbus Ménière) oder dem lästigen Ohrensausen.

5 Die Halsentzündung

Husten – Schnupfen – Heiserkeit – das sind die Kardinalsymptome der klassischen Grippe, wobei die Heiserkeit, sprich die Rachen- und Kehlkopfentzündung, oft nur ein Randsymptom darstellt, das uns erst hinterher, wenn die

Grippe bereits abgeklungen ist, das Leben noch schwermacht.
Dies kommt besonders dann zum Tragen, wenn die Mandeln bereits entfernt sind. Man spricht dann auch von der sogenannten »Seitenstrang-Angina«. Die Rachenhinter- und -seitenwand ist entzündlich gerötet und geschwollen. Jeder Schluckvorgang erzeugt höllische Schmerzen.
Eigenartigerweise neigen derartige Zustände besonders dazu, chronisch zu werden, wenn sie nicht energisch und frühzeitig zur Abheilung gebracht werden. Außerdem werden gerade hier immer wieder Behandlungsfehler gemacht, die diesen Prozeß der Chronizität noch fördern.
Die Hauptfehler bestehen zumeist in der Verabreichung von Gurgel- und Lutschmitteln mit desinfizierender und antibiotischer Wirkung. Sie führen wohl kurzfristig zu einer Erleichterung und zu einem Abklingen der Symptome, auf Dauer gesehen jedoch oft zu einer Erschwernis der Situation.
Warum? Weil sie die Ausbildung von »Sekundärinfektionen« fördern. Gerade die lokal wirkenden Antibiotika begünstigen z. B. das Wachstum von Hefepilzen und sind – wie schon ausführlich dargestellt – gegen die ursächliche Virusinfektion unwirksam. Man handelt sich also hinterher eine Pilzinfektion ein, die außerordentlich hartnäckig werden kann!
Was kann man also tun?
• *Gurgeln* mit starkem Salbeitee und/oder Meersalzlösung: Salbei enthält natürliche desinfizierende Stoffe, und Salzlösung trägt insofern zu einer natürlichen Abwehrsteigerung der Schleimhäute bei, als sie die Zellwände der Schleimhautzellen »stabilisiert«, also gegen das Eindringen von weiteren Viren resistenter macht. Beide Anwendungs-

arten sollten allerdings mit kaltem Wasser durchgeführt werden.

Generell gilt, daß bei Vorliegen einer Rachenentzündung die Anwendung von heißen Getränken nicht zu empfehlen ist! Der sprichwörtliche heiße Tee zur Behandlung von Halsentzündungen verstärkt die Symptome, weil er die Schwellungs- und Entzündungsneigung der Schleimhäute fördert. In manchen Fällen ist sogar die Anwendung von eisgekühlten Getränken innerlich und die von eiskalten Umschlägen äußerlich dringend anzuraten.

- *Halswickel:* Der »gute alte Halswickel« ist immer noch ein Mittel der ersten Wahl bei jeder wie immer gearteten Hals- und Rachenentzündung. Es gilt dabei die Faustregel: bei Fieber kalt, ohne Fieber heiß.

In der Regel sind zwei Anwendungsformen ausreichend:
Feuchter Wickel: Sie tauchen ein Leinentuch in heißes (oder kaltes) Wasser, wringen es leicht aus und legen es um den Hals des Kranken. Dann legen Sie ein zweites, trockenes Tuch darüber, so daß ein richtiger Dampfstau entsteht, befestigen das Ganze mit einer Sicherheitsnadel – und fertig! Nach mehreren Stunden erneuern Sie den Wickel, wobei Sie feststellen werden, daß der erste trocken geworden ist und die Symptome deutlich nachließen.
Quarkwickel: Sie bestreichen ein Leinentuch mit einer Creme bestehend aus Quark und etwas Milch oder Wasser, legen es eng anliegend um den Hals; darüber kommt wieder ein trockenes Tuch, und das Ganze sollte über Nacht einwirken. Morgens wird der Quark bröselig und trocken sein, und der Patient wird sich wesentlich wohler fühlen!

- *Japanisches Heilpflanzenöl:* Dieses starke Pfefferminzöl, das aus Kräutern gewonnen wird, die nur auf bestimmten vulkanischen Böden Japans und Chinas gedeihen, hat eine

besonders ausgeprägte desinfizierende (bakterientötende) Wirkung, ohne daß das angestammte Milieu der Schleimhaut verändert wird – wie dies bei der Anwendung von Antibiotika möglich wäre.
Man verwendet das Öl auf die verschiedensten Arten: Entweder Sie geben einen Tropfen direkt auf die Zunge und verteilen ihn im Mundraum; oder Sie nehmen einen Tropfen verdünnt mit Wasser zu sich. Zudem ist es noch hilfreich, eine kleine Menge dieser Flüssigkeit seitlich, im Bereich der Lymphbahnen (unmittelbar hinter den Kieferwinkelknochen), in die Haut einzureiben.
Sie erhalten das Öl in Apotheken oder Reformhäusern.

6 Die »klassische« Grippe

Kommen wir nun endlich zum Vollbild der klassischen Grippe. Sie liegen also zu Bett, mit heißem Kopf, geschwollenem Hals, schmerzenden Gliedern, hohem Fieber, gräßlichem Husten, verstopfter Nase und abgrundtief schlechter Laune.
Alles, was Sie bisher unternommen haben bzw. was seitens hilfreicher, mitfühlender Seelen mit Ihnen angestellt wurde, hat nichts, absolut nichts genutzt.
Führen wir uns noch einmal kurz die Reihenfolge der Symptome einer Virusgrippe vor Augen:

- Am Anfang steht zumeist ein Kitzeln in der Nase, das innerhalb weniger Stunden zu einem kräftigen Schnupfen wird;
- danach folgt ein bedrohliches Engegefühl im Hals, das recht bald von Schluckbeschwerden, Schmerzen und Heiserkeit begleitet wird;

- zuletzt kommt es zu einem heftigen Schüttelfrost, der stundenweise von Schweißausbrüchen abgelöst wird, je nachdem, ob das Fieber ansteigt oder abfällt (die klassische Grippe ist durch sogenannte »Fieberschübe« charakterisiert), zu allem Überfluß noch begleitet von mehr oder weniger heftigen Nacken- und Rückenschmerzen. Gleichzeitig setzt gräßlicher, bellender Husten ein, der Ihnen »die Lunge aus dem Leib reißt«.

Das Grippevirus entfacht einen regelrechten Sturm in Ihrem Körper, der buchstäblich das Unterste nach oben kehrt. Dieser Vorgang hat, wie schon erwähnt, überaus positive Seiten, weil er eine massive Immunstimulation mit sich bringt. Er hinterläßt im Normalfall eine deutlich verbesserte, natürliche Abwehrlage und damit höchstwahrscheinlich eine deutlich bessere Resistenz gegen schwerwiegendere Infektionskrankheiten. Wenn man die modernsten diesbezüglichen Untersuchungen heranzieht, hat es den Anschein, daß die vergleichsweise harmlose Grippevirusinfektion die körpereigenen Schutzmechanismen erheblich stärkt, vorausgesetzt, sie wird vollständig ausgeheilt! Es sei noch einmal daran erinnert, daß es sich bei Grippe – wie bei jeder entzündlichen Infektionskrankheit – um einen Ausscheidungsprozeß handelt. Ich möchte und muß daher an dieser Stelle noch einmal darauf hinweisen, daß eine Grippe nicht frühzeitig medikamentös »abgeblockt«, sondern ihrem natürlichen Verlauf entsprechend ausgeheilt werden sollte. Das gilt insbesondere für Kinder!

Die Behandlung der akuten Grippe

Im Normalfall entwickelt sich das Vollbild der Grippe erst nach zwei bis drei Tagen. Am Anfang stehen Schnupfen, Kopfschmerzen, Nackensteife und allenfalls Halsschmerzen.

Die Maßnahmen der ersten Stunde sind also, wie die im Kapitel über den Schnupfen beschriebenen: Einläufe, Flüssigkeitskarenz, Fasten, Nasenspülungen, Kopfdampfbäder. Wenn dies nicht ausreicht, wenn also Fieber, Gliederschmerzen und Husten dazukommen, empfehlen sich zum Beispiel hitzeerzeugende Bäder.

Immer mehr Menschen leiden in unserer Zeit unter der mangelnden Fähigkeit zu schwitzen, also unter einer Störung der Wärmeregulation des Körpers. Dies mag daraus resultieren, daß man heutzutage nicht mehr so oft wie früher den schwankenden Einflüssen des natürlichen Klimas ausgesetzt ist, das heißt, daß man sich für gewöhnlich zu warm anzieht (aus Angst vor Erkältungen); daß man zu warm einheizt und zu wenig lüftet; daß man den Wohnbereich zu gut isoliert.

Die Haut als Regulationsorgan des Wärmehaushalts wird zu wenig herausgefordert und büßt dadurch einen Teil dieser Fähigkeit ein. Wenn man ständig zu warm angezogen ist und dann unwillkürlich einmal einem ungewohnten Kältereiz ausgesetzt wird, »erkältet« man sich einfach leichter. Umgekehrt verkümmert die Fähigkeit der Hautporen, Flüssigkeit abzusondern, man »verlernt« das Schwitzen.

Im Verlauf einer Grippe entsteht im Körper ein Wärme- und Flüssigkeitsstau, wodurch die natürliche Ausscheidung von Giftstoffen über die Haut nicht mehr gewährleistet ist. Charakteristisch dafür ist, daß das Fieber kurzzeitig sehr hoch ansteigt, daraufhin wieder abfällt und sich auf einen Mittelwert zwischen 37 und 38,5 °C einpendelt. Diese Latenzphase kann dann mehrere Tage oder sogar mehrere Wochen hindurch anhalten – die Grippe nimmt kein Ende. Der natürliche Ablauf wäre im Gegensatz dazu, daß das Fieber zu Anfang rasch hochsteigt und einige Tage anhält (zwischen 39 und 40 °C). Das Grippevirus hält – so wie die allermeisten anderen Virusformen – lediglich Temperaturen bis zu 38,5 °C unbeschadet aus.

Das Ziel jeder sinnvollen ganzheitlichen Grippebehandlung ist es also vornehmlich, das Virus mittels einer ganzkörperlichen Temperaturerhöhung zu schwächen und in seiner Fortpflanzungsbereitschaft zu behindern. Dazu dienen die hitzeerzeugenden Bäder.

Wenn also innerhalb der ersten zwei bis drei Tage das Fieber unter der 39-Grad-Grenze bleibt, wenden Sie das Bürstenhalbbad an. Falls dies immer noch nicht den gewünschten Effekt bringt, ist das Auslaugebad und als letzte diesbezügliche Methode das Überwärmungsbad angezeigt.

- Das *Bürstenhalbbad:* Wie der Name schon sagt, handelt es sich dabei um ein Bad, das nur die untere Körperhälfte betrifft.

Sie füllen die Badewanne bis in Nabelhöhe mit körperwarmem Wasser (etwa 37,5 °C), setzen sich hinein und bürsten alle unter Wasser liegenden Körperteile mit einer mittelharten Saunabürste in Richtung zum Herzen durch. Vorsicht ist lediglich bei Krampfadern geboten – in diesem Fall sollten die Waden nicht mitbehandelt werden. Nach etwa zehn Minuten lassen Sie heißes Wasser zufließen und öffnen gleichzeitig den Abfluß, so daß der Wasserspiegel gleich hoch bleibt. Sie bürsten neuerlich in der beschriebenen Art und wiederholen den Vorgang nach weiteren

zehn Minuten von neuem. Wichtig ist, daß Sie sich während der gesamten Badedauer gleichbleibend wohl fühlen! Es sollte außerdem immer eine Person in Rufweite sein, falls Sie Übelkeit, Schwindel u. ä. befallen sollten. Insbesondere beim Aufstehen sollte sich jemand in Ihrer Nähe befinden, weil es da zu plötzlichem Blutdruckabfall kommen kann. Das Aufstehen aus dem Bad sollte unbedingt langsam erfolgen; das heißt, daß Sie sich zwischendurch einige Zeit auf den Badewannenrand setzen, um mögliche Kreislaufreaktionen abzuwarten.
Anschließend ist, um die Wirkung des Bads zu verstärken, eine Schwitzpackung zu empfehlen. Sie besteht darin, daß der ganze Körper in ein Leinentuch (das auch angefeuchtet sein kann) eingepackt und mit ein oder zwei Decken zugedeckt wird. Die Packung sollte erst beendet werden, wenn das subjektive Gefühl eingetreten ist, daß der Körper »ausgeschwitzt« hat. In den ersten zwei bis drei Tagen nach Krankheitsbeginn ist diese Maßnahme von großem Nutzen.

• Das *Auslaugebad:* Falls das Bürstenhalbbad nicht ausreichend sein sollte, wenn also Kopf- und Gliederschmerzen anhalten und kein richtiges Fieber aufkommen will, ist als Mittel der Wahl das Auslaugebad zu empfehlen: Es fördert als Vollbad die Abwehrbereitschaft des Körpers wesentlich stärker als das Bürstenhalbbad.
Sie füllen die Badewanne, wie für ein Vollbad, mit körperwarmem Wasser, legen sich hinein und warten ab, bis Sie sich an die Temperatur gewöhnt haben. Es ist durchaus möglich, daß Sie nach einigen Minuten bereits zu schwitzen beginnen. Zur Unterstützung dieses Vorgangs können Sie auch hier den Körper unter Wasser mit der Saunabürste in Richtung zum Herzen zart durchbürsten. Nach zwanzig Minuten lassen Sie wiederum heißes W

laufen und achten darauf, daß der Wasserspiegel gleich hoch bleibt. Danach bürsten Sie neuerlich und warten wiederum etwa zehn Minuten ab. Schließlich stehen Sie – unter Aufsicht! – langsam auf und begeben sich in eine Schwitzpackung (s. o.).

Das Auslaugebad bewirkt – wie der Name schon sagt – eine Entgiftung des ganzen Körpers über die Haut. Das ist daran zu erkennen, daß hinterher ein dunkler Rand an der Badewanne in Höhe der Wasseroberfläche verbleibt.

- Das *Überwärmungsbad:* Eine weitere Steigerungsstufe von nahezu unübertrefflicher Wirkung ist das Überwärmungsbad. Es hat immer schon zu den wirksamsten Methoden gehört, im Organismus »künstliches Fieber« zu erzeugen. Diese Maßnahme wurde gegen schwere und schwerste Infektionskrankheiten angewendet, so z. B. als Behandlungsmethode gegen die »progressive Paralyse«, einer Spätform der Syphilis (eine Nervenerkrankung, die mit Lähmungen und Denkstörungen einhergeht).

Noch bis vor wenigen Jahrzehnten wurde diese Methode in Krankenhäusern und Kliniken durchgeführt; bedauerlicherweise glaubt man heute, weit klüger geworden zu sein und mit Medikamenten auszukommen. Wie dem auch sei: Das Überwärmungsbad stellt eine der wirksamsten Methoden dar, den Organismus in seinen Abwehrfunktionen zu stimulieren.

Sie verfahren grundsätzlich ähnlich wie beim Auslaugebad, nur daß Sie den Überwärmungseffekt noch durch Zufuhr von heißen Getränken verstärken. Außerdem kontrollieren Sie während des Bades Ihre Körpertemperatur mittels eines Mundthermometers. Um eine ausreichende Erhöhung der »Kerntemperatur« zu erzielen, sollten Sie die Gesamtbadedauer mit ein bis eineinhalb Stunden veranschlagen.

Das Überwärmungsbad ist – für den Hausgebrauch – nicht geeignet für Menschen mit Herzkrankheiten, Venenproblemen und hohem Blutdruck.
Sie bereiten also vor: ein Mundthermometer, einen Liter heißen Tee (eventuell Lindenblütentee), eine Bürste und ein herkömmliches Kreislaufmittel. Dann füllen Sie die Badewanne mit heißem Wasser (etwa 38 °C) und legen sich hinein. Nach etwa 20 Minuten werden Sie ausgiebig zu schwitzen beginnen, was für Sie das Signal bedeutet, die Wassertemperatur zu erhöhen. Zwischendurch trinken Sie einen Viertelliter Tee und messen nach mehreren Minuten Ihre Temperatur. Grundsätzlich sollten Sie die Mundtemperatur vor dem Teetrinken messen, da Sie sonst nach oben hin verschoben ist. Nach weiteren 20 Minuten erhöhen Sie neuerlich die Badewassertemperatur. Eventuell auftretende Unpäßlichkeiten wie Herzklopfen, Kopfdruck oder Schwindel können Sie dadurch dämpfen, daß Sie kaltes Wasser über Ihre Unterarme und Unterschenkel fließen lassen bzw. den Körper unter Wasser in der oben beschriebenen Art bürsten. Zudem sollte immer frische Luft in das Badezimmer gelangen! Nach einer Stunde beginnen Sie schonend, den Organismus wieder abzukühlen, in dem Sie kaltes Wasser zufließen lassen. Die Mundtemperatur, die zwischenzeitlich auf über 39 °C ansteigen kann, sollte jedenfalls wieder unter 38 °C fallen, bevor Sie sehr langsam – wieder unter Aufsicht – die Badewanne verlassen.
Anschließend folgt die obligatorische Schwitzpackung und danach noch eine kühle Dusche, ehe Sie sich wie neugeboren zu Bett begeben.
Als zusätzlicher Entlastungseffekt ist die Durchführung eines Einlaufs vor den beschriebenen Badeanwendungen sehr zu empfehlen! Und so manche der »alten Ärzte« empfehlen die hitzeerzeugenden Bäder als erstklassiges

Mittel zur allgemeinen Vorbeugung, da es immer wieder eine »Verbrennung« von Schlacken- und Entzündungsstoffen mit sich bringt. Alle ein bis zwei Wochen einmal müßte dafür ausreichend sein.

Nachdem Sie nun schon einmal ans Bett gefesselt sind, empfiehlt sich ein zusätzliches Programm, um die besonders belasteten Atemwege zu schonen und zu entgiften. Wenn das Grippevirus bis in die Bronchien vorgedrungen ist, sollte alles unternommen werden, um es von dort wieder zu entfernen. Sonst droht, wie bereits ausgeführt, die chronische Bronchitis!

Was kann man also noch tun, um dem vorzubeugen?

• Der *Brustwickel:* Er kommt immer dann zum Tragen, wenn phasenweise der Husten als Symptom im Vordergrund steht. Der virusbedingte Husten ist fast immer »trocken«, das heißt, man produziert nur wenig Auswurf, der von zäher Konsistenz und glasigweißlichem Aussehen ist. Ziel der Behandlung mit dem Brustwickel ist es, das Sekret zu verflüssigen und damit seine Ausscheidung zu erleichtern.

Dazu dienen folgende Möglichkeiten: Wasser, ätherische Öle, Fett, Quark. Die Verfahrensweise ist sehr einfach:

Wasser: Sie befeuchten ein größeres Tuch (das rundherum den ganzen Brustkorb bedeckt) mit Wasser – bei Fieber kühl, ohne Fieber heiß –, wringen es aus und umwickeln damit den ganzen Brustkorb. Darüber kommen ein trockenes Hand- oder Badetuch und eine Bettdecke. Das Ganze kann nach mehreren Stunden wiederholt werden. Es ist dies eine milde Anwendungsform für das Anfangsstadium der Grippe.

Ätherische Öle: Sie reiben den Brustkorb mit einem der im Handel befindlichen Kräuterextrakte ein (z. B. verdünntes japanisches Heilpflanzenöl, »Tigerbalsam«) und umwickeln, wie oben beschrieben, den Brustkorb mit einem feuchten Tuch.

Fett: Hierher gehören der altbewährte Ölfleck oder der Schmalzwickel, beides sehr bewährte Verfahren zur Behandlung von Bronchitis, egal, welcher Ursache. Sie sind von sehr erleichternder und hustenreizstillender Wirkung. Sie erhitzen etwas Pflanzenöl oder Schweineschmalz, lassen es etwas abkühlen und tränken ein Leinentuch darin. Das Fett kühlt sehr rasch aus, daher dauert es nicht lang, es auf Hauttemperatur zu bringen, bevor man das Tuch um den Brustkorb wickelt. Darüber kommt wieder ein trockenes Handtuch und die Bettdecke. Dieser Wickel kann ohne weiteres über Nacht an Ort und Stelle bleiben.

Quark: Sie verrühren etwa 1/4 kg Quark mit etwas heißem Wasser, Milch oder Öl zu einer cremigen Masse, streichen diese auf das Leinentuch und wenden das Ganze auf die vorher beschriebene Weise an. Der Quarkwickel ist insbesondere zu empfehlen, wenn der Hustenauswurf bereits eitrig, d. h. von gelblich-grünlicher Farbe ist. Auch dann ist dieser Wickel noch von unübertrefflicher Wirkung!

Kohl- und Krautumschläge: Die Anwendung dieser althergebrachten Hausmittel ist denkbar einfach: Sie erhitzen mehrere Kohl- oder Krautblätter im Backrohr; danach drücken Sie sie mit einer Flasche durch, bis ein wenig von dem in den Blättern enthaltenen Saft zutage tritt; danach legen Sie sie auf den Brustkorb (vor allem vorne und seitlich), wickeln ein Leinentuch, ein dickes Handtuch und eine Bettdecke darüber, um einen Wärme- und Dunststau zu erzeugen. Das Ganze lassen Sie über Nacht einwirken. Sie werden auch damit »wundersame« Wirkungen erleben.

Fieber

Grippe und Fieber werden meist in einem Atemzug genannt. Etwa 90% aller Erkältungskrankheiten sind von mehr oder weniger hohem Fieber begleitet.

Grundsätzlich: Schüttelfrost verspürt man immer dann, wenn das Fieber steigt; Hitzegefühl und Schwitzen immer dann, wenn das Fieber sinkt.

Das hört sich nach einer Binsenweisheit an, hat aber doch für die praktische Behandlung der Grippe einige Bedeutung.

Und noch eines steht mit Sicherheit fest: Viele der – unnötigen – Komplikationen der Grippe entstehen dadurch, daß das Fieber zu früh und zu drastisch gesenkt wird!

Im Rahmen dieses Ratgebers werden einige sinnvolle Maßnahmen zur Ausleitung der im Rahmen des grippalen Infekts gebildeten Giftstoffe beschrieben. In den allermeisten Fällen sind diese bereits mit einer schonenden »automatischen« Fiebersenkung verbunden.

Darüber hinaus gibt es als Unterstützung zu den vom Arzt anzuordnenden medikamentösen, fiebersenkenden Maßnahmen einige einfache Naturheilverfahren, die die überschüssige Hitze aus dem Körper ableiten sollen. Diese Verfahren sind dadurch von besonderem Wert, weil sie die das Fieber oft begleitende, mitunter lebensbedrohende Kreislaufschwäche der Kranken lindern helfen.

Die oberste Grenze, bei der Fieber noch toleriert werden kann, liegt

- für *Kinder* bei 39,5 °C,
- für *Erwachsene* bei 40 °C,
- für *alte* oder *rekonvaleszente Menschen* bei 39 °C.

So problematisch es auch sein mag, hier bestimmte »Grenzwerte« definieren zu wollen, so sollte doch zumindest der Versuch unternommen werden, das Problem möglichst realistisch zu bewerten. Denn: Fieber heißt eigenartigerweise für viele immer noch Gefahr. Ein Standpunkt, der – bei den heutigen therapeutischen Möglichkeiten – beileibe nicht mehr aufrechtzuerhalten ist.

Ganz im Gegenteil – viele Menschen leiden heutzutage darunter, daß sie einfach nicht ausreichend fiebern können! Parmenides, einer der größten griechischen Ärzte der Antike, hat den Satz geprägt: »Gebt mir ein Mittel, um Fieber zu erzeugen, und ich heile euch jede Krankheit!« Er ist damit wohl ein wenig übers Ziel hinausgeschossen, allerdings auch nur, weil er die heutigen diagnostischen und therapeutischen Möglichkeiten der Medizin nicht zur Verfügung hatte.

Fieber ist heute keine Gefahr mehr! Wir sollten uns vielmehr wieder diesem Prinzip des alten Griechen nähern und versuchen, gelegentlich einmal im Organismus Fieberzustände zu erzeugen. Es gibt heute wieder Ansätze dazu; so versucht man, manche schwere Erkrankungen, wie z. B. den chronischen Gelenkrheumatismus, die multiple Sklerose und Krebs mit künstlich hervorgerufenen Fieberschüben zu lindern. Das vorher beschriebene »Überwärmungsbad« gehört ebenfalls in diese Kategorie.

Sauna und Dampfbad sind selbstverständlich auch Maßnahmen in dieser Richtung, werden aber hinsichtlich ihrer hitzeerzeugenden Wirkung, also was die Erhöhung der innersten »Kerntemperatur« im Körper betrifft, ein wenig überschätzt. Die Erhöhung der Innentemperatur im Körper erfolgt in beiden Fällen über die Atmung und nicht, wie immer angenommen wird, über die Haut! Sauna und

Dampfbad sollten im akuten Stadium der Grippe unterlassen und erst wieder aufgenommen werden, wenn die begleitende Kreislaufschwäche während und nach der Grippe vollständig abgeklungen ist. Sie fördern zwar den Entgiftungsprozeß über die Haut, bringen aber den großen Nachteil einer zusätzlichen Kreislaufbelastung mit sich, der dadurch nicht aufgewogen wird!

Fieberableitende Maßnahmen für den bettlägerigen Patienten:

- Der *Wadenwickel:* Sie tauchen zwei Leinentücher oder Baumwollstrümpfe, die bis zum Knie reichen, in kaltes Wasser, wringen sie etwas aus und wickeln sie über die Knöchel und Waden des Patienten. Darüber ziehen Sie dicke, trockene Wollstrümpfe und decken alles gut zu. Je nach Höhe des Fiebers erneuern Sie alles, sobald die Wickel wieder trocken geworden sind. Wichtige Grundvoraussetzung: Füße und Waden des Erkrankten müssen sich warm anfühlen!
Bei sehr hohem Fieber kann dem Wasser ein Schuß Essig beigefügt werden (die berühmten »Essigstrümpfe«).
- Der *kalte Leibwickel:* Sie tauchen ein großes Leinentuch in kaltes Wasser, wringen es aus und wickeln es um Brust und Bauch des Erkrankten. Darüber wickeln Sie ein trokkenes Tuch und zuletzt eine dicke Wolldecke. Praktisch heißt das: Sie legen zuerst die Wolldecke, dann das trokkene und zuletzt das feuchte Tuch auf die Unterlage, der Patient legt sich darauf, und Sie wickeln das Ganze um seinen Körper. Je höher das Fieber, desto früher und öfter wiederholen Sie die ganze Prozedur.
- Das *kühle Bad:* Die vorher beschriebenen Wickel sind für Situationen gedacht, in denen der Patient wegen der Höhe des Fiebers und der damit verbundenen Kreislauf-

schwäche nicht in der Lage ist, das Bett zu verlassen. Andernfalls ist auch an die Anwendung von Teilbädern in kühlem oder kaltem Wasser zu denken.

- Das *kühle Ganzbad:* Sie füllen die Badewanne mit Wasser, das von dem Erkrankten als kühl empfunden wird, also etwa zwischen 36 und 37 °C liegen wird. Der Fiebernde legt sich in die Wanne und bleibt so lange, bis ihm im Wasser subjektiv kalt zu werden beginnt; das wird im Durchschnitt nach zehn bis 20 Minuten der Fall sein. Danach öffnet er den Abfluß und duscht – im Liegen! – den Körper kurz mit heißem Wasser nach. Unter Aufsicht wegen eventueller Kreislaufschwäche begibt er sich danach wieder zu Bett.
- Das *kalte Rumpfreibebad:* Diese Wasseranwendung kann insbesondere dann Erleichterung bringen, wenn Fieber und Darmsymptome im Vordergrund stehen.

Man füllt die Badewanne etwa bis zur Hälfte mit kaltem Wasser. Dann setzt man sich quer in die Wanne, wobei also lediglich Bauch, Unterleib und Oberschenkel unter Wasser sind. Diese unter Wasser befindlichen Körperteile werden dann kurz mit einem Waschlappen abgerieben. Bei hohem Fieber und entsprechendem Hitzegefühl wird diese Maßnahme als echte Erleichterung empfunden. Man begibt sich anschließend wieder zu Bett und läßt einen in einem Handtuch eingeschlagenen Thermophor auf dem Bauch dunsten. Wichtig beim Baden ist, daß das Badezimmer gut geheizt ist und daß man sich hinterher im Bett wieder gut aufwärmt. Der Einwand, man könne sich dabei »erkälten«, gilt nicht, denn ein Mensch, der bereits erkältet ist, kann sich nicht gleichzeitig ein zweites Mal erkälten.

Ernährung während der Grippe

Was sollte der Grippekranke essen? Sollte er überhaupt etwas essen?

Von vitalstoffreicher Ernährung, also von Gemüse, Obst, Vollkorn- und Milchprodukten, war in Kapitel II, 1 bereits die Rede. Denn eine wohlausgewogene Ernährung während der Grippe kann den Krankheitsprozeß entscheidend abkürzen und umgekehrt. Wie schon zuvor erwähnt, muß nach einigen Tagen aber unbedingt hochwertiges Eiweiß und auch ein wenig Fett zusätzlich zugeführt werden, um den Neuaufbau des Immunsystems zu unterstützen.

Am besten eignet sich dazu:

- *Milcheiweiß* – in Form von Quark, Weichkäse, Joghurt, Kefir usw.; rohe Milch ist für den Grippekranken nicht ideal, weil sie die Verschleimung der Atemwege fördert (z. B. die häufig verwendete heiße Milch mit Honig).
- Weitere Eiweißsorten: *Fisch, Geflügel, mageres Fleisch, Soja;* in jüngster Zeit hat eine einschlägige Studie aus England der Hühnersuppe eine besondere Heilwirkung gegen die Grippekrankheit zugesprochen.
- *Fett* sollte *in hochwertiger Form,* als Pflanzenöl, Margarine oder Butter, beigegeben werden, wobei im Durchschnitt etwa ein Eßlöffel pro Tag ausreichend ist.
- Besondere Bedeutung kommt einer *ausreichenden Flüssigkeitszufuhr* im späteren Stadium der Grippe zu. Während man zu Anfang nur wenig Flüssigkeit braucht, sollte man vor allem mit Einsetzen von Fieber und Schwitzen etwa eineinhalb bis zwei Liter täglich zuführen. Besonders geeignet sind Mineralwasser, Wasser, Kräutertee, zwischendurch auch einmal leichter schwarzer Kaffee oder Tee zur Kreislaufstütze, selbstgepreßte Gemüse- und Obst-

säfte usw. Ein Glas Glühwein oder Bier kann auch keinen Schaden anrichten. In der Regel sollten die Flüssigkeiten kühl oder kalt, bei besonders starken Halsschmerzen sogar eisgekühlt getrunken werden.
Rohkost und grobe Vollkornprodukte sind zumindest während der Phase der Bettlägerigkeit nicht zu empfehlen, zumal durch die täglichen Einläufe ohnehin für ausreichenden Stuhlgang gesorgt wird. Bei besonders ausgeprägter Darmträgheit ist zwischendurch Darmberieselung mit Bitter- oder Glaubersalz anzuraten (ein Teelöffel auf einen Viertelliter Wasser oder Kräutertee).

Im allgemeinen gilt der Grundsatz: Während einer Grippe wenig, aber oft essen!
Die Speisen sollten nach Möglichkeit mild vorbehandelt werden, also gekocht, gedünstet, gegrillt und püriert, um den empfindlichen Darm zu schonen. Erst wenn Sie schon zeitweilig das Bett verlassen können, sollten Sie auch Rohkost zusetzen. Und vergessen Sie nicht: Der wichtigste Gradmesser für Auswahl und Menge der Speisen ist immer noch Ihr Appetit!

Darmbakterien und Gesundheit

In diesem Zusammenhang soll einmal ganz allgemein auf die vielfältigen Zusammenhänge zwischen der Abwehrkraft des Organismus und Erkältungs- und Infektionskrankheiten sowie der Rolle der Bakterienflora des Darms eingegangen werden.
Der zivilisierte Mensch leidet Mangel im Überfluß: Mangel an Vitalstoffen (Vitamine, Mineralstoffe, Spurenelemente), Mangel an Ballaststoffen (Pflanzenfasern, Quellstoffe),

Mangel an vollwertigen Nahrungsmitteln (Obst, Gemüse, Vollwertgetreide, Milchprodukte usw.).
Dies führt allmählich zu einer Stoffwechselträgheit und Anhäufung von mangelhaft verarbeiteten Stoffwechselendprodukten wie z. B. Cholesterin, Harnsäure, Triglyceride, Milchsäure usw. Die vitalstoffarme und gleichzeitig kalorienreiche Ernährung bringt außerdem noch eine zunehmende Überforderung der Enzymproduktion der Verdauungsdrüsen mit sich. Die Folgen sind:

- *Darmträgheit* (ungenügende fermentative Zersetzung der Nahrungsmittel, Gärungs- und Fäulniszustände);
- *Veränderungen des Säure-Basen-Milieus* im Magen-Darm-Trakt (Magensäuremangel, Überhandnehmen der Milchsäuregärung);
- *Schädigung der Darmflora* (eine Folge dieser Milieuveränderung).

Wie sich noch zeigen wird, spielt die ordnungsgemäße Funktion der Bakterienflora beim Aufbau und bei der Aufrechterhaltung der menschlichen Immunabwehr eine entscheidende Rolle. Eine Störung der Darmfloraverhältnisse dagegen bringt vielfach eine chronische Infektanfälligkeit mit sich.
Wenn Sie öfter als durchschnittlich zweimal pro Jahr an »Ihrer« Grippe erkranken, sollten Sie das unbedingt zum Anlaß für eine Stuhlkultur-Untersuchung mit nachfolgendem Sanierungsprogramm nehmen. Eine gestörte Darmflorafunktion bedeutet gleichzeitig eine verringerte Abwehr gegen »Fremderreger« (Pilze, Lamblien, Amöben usw.), die in der Folge in den Darm einwandern und sich dort ausbreiten können.
Eine gesunde Darmflora dagegen bewältigt viele lebensnotwendige Aufgaben:

- *Vitalstoffhaushalt:* Körpereigene Produktion von Vitaminen (B, E, K, Folsäure, Biotin, Pantothensäure); die Darmflora ist an diesem Vorgang wesentlich beteiligt. Außerdem Aufnahme von Mineralstoffen und Spurenelementen in den Organismus (Natrium, Magnesium, Kalium, Calcium, Phosphor, Kupfer, Zink, Selen, Lithium u. v. a.); diese Stoffe werden im Darm an die von der Darmflora produzierte Milchsäure gebunden und können nur so über die Schleimhaut in das Blut aufgenommen werden.
- *Körpereigene Immunabwehr:* Produktion von Immunstoffen (z. B. das bekannte Gammaglobulin); die Darmflora unterstützt die weißen Blutkörperchen bei ihrer Tätigkeit. Zudem Produktion von körpereigenen Antibiotika und bestimmten keimtötenden Substanzen (z. B. rechtsdrehende Milchsäure, Essigsäure, Ameisensäure) zur Abwehr der in den Darm eingedrungenen Infektionserreger. Auch Produktion von spezifischen »Anti-Krebs-Stoffen«.
- *Stoffwechsel:* Inaktivierung und Ausscheidung von Schlackenstoffen; die Darmflora hilft mit, das wasserlösliche Cholesterin in eine unlösliche Form überzuführen. Dadurch kann Cholesterin nicht mehr in den Blutkreislauf aufgenommen werden; es wird im Darm festgehalten und ausgeschieden. Eine der Hauptursachen für eine Erhöhung des Cholesterinspiegels im Blut liegt also in der Störung der Darmfloraverhältnisse.

Zusätzlich Reinigung des Lymphsystems: Der Darm ist das »Hauptlymphorgan« des Körpers. Die Darmbakterien (v. a. die sogenannten Kolibakterien des Dickdarms) wirken stimulierend auf die Produktion von Lymphozyten.
- *Nerven- und Hormonsystem:* Produktion von Grundstoffen für Hormone und nervliche Überträgersubstanzen. Eine gestörte Darmflora bedeutet also ein gestörtes Nerven- und Hormonsystem.

Schädigende Faktoren für die Darmflora sind:

- *Ernährung:* Übermäßige Zufuhr von Nahrungsmitteln mit konservierender Wirkung: Fabrikzucker, Kochsalz, hochprozentige Alkoholika usw. Außerdem Nahrungsmittelzusatzstoffe wie Konservierungsmittel, Röststoffe, Pökelsalz, Teerstoffe, Medikamente, sonstige chemische Zusätze.
- *Medikamente:* Antibiotika, Sulfonamide; sie bekämpfen nicht nur die gefährlichen, sondern auch die körperfreundlichen Darmbakterien.
- *Sonstige:* Magensäuremangel (führt zu einer Milieustörung im Darm und damit zu einer Störung der Darmflora), akute und chronische Darminfektionen (auch im Rahmen einer Grippe), Parasitenbefall (Würmer).

Der Darm und damit natürlich auch die Darmflora stellen »Stiefkinder« der modernen Medizin dar. Dementsprechend gering ist auch das einschlägige therapeutische Angebot. Dazu kommt, daß Darmerkrankungen zumeist erst in fortgeschrittenem Stadium spürbar werden. Daher werden die Symptome oft verkannt und bagatellisiert.
Tatsache ist jedoch, daß eine länger bestehende Dysbiose, eine Schädigung der Darmflora, auch eine Vielfalt von körperlichen Befindensstörungen mit sich bringt – alles Symptome des Krankheitsvorfeldes, des Zwischenstadiums zwischen »nicht mehr gesund und noch nicht krank«.
Was sind diese Symptome?

- *Appetitlosigkeit,*
- *Müdigkeit, Leistungsschwäche, Nervosität,*
- *Depressionsneigung,*
- *Infektanfälligkeit, allgemeine Abwehrschwäche,*
- *Vitamin-* und *Mineralstoff-Mangelzustände,*
- *Darmträgheit, Verdauungsstörungen,*

- *allergische Erkrankungen* (Heuschnupfen, Hautausschläge),
- *rheumatische Beschwerden,* »Weichteilrheumatismus« usw.

Die »Darmgrippe« ist als Überschwemmung der Darmschleimhäute mit verschiedenen Krankheitserregern zu werten, wobei das Grippevirus gewissermaßen den Boden bereitet. Es gibt aber auch so etwas wie eine chronische Darmgrippe, die sich aus der akuten Form entwickeln kann, wenn diese nicht vollständig ausgeheilt wurde. Sie ist gekennzeichnet durch permanente »Dysenteriebeschwerden«: Völlegefühl, Luftaufstoßen, Sodbrennen, Magendrücken, weicher Stuhl, Blähungen, Unverträglichkeit bestimmter Speisen usw. Die ganzheitliche Therapie des Magen-Darm-Trakts ist daher eine fundamentale Maßnahme der aktiven Gesundheitsvorsorge!

Diagnose- und Therapieschema:

- *Spezifische klinische Diagnostik:*

Blut nach folgenden Kriterien untersuchen lassen: rotes und weißes Blutbild, BSG, BZ + Belastung, HbA 1, Leberenzyme, Blutfette (Gesamt-Cholesterin, HDL, LDL, Triglyceride), Harnsäure, Pancreas-Lipase, Eisen, EBK, Elektrophorese, Elektrolyte (die sogenannte »Spektralanalyse«);
Harnbefund komplett anordnen;
Stuhl untersuchen lassen mit Kriterien: makroskopisch, mikroskopisch, zusätzlich Stuhlkultur auf Dysbakterie, Pilzinfektion und Würmer, eventuell noch Chymotrypsin und D-Xyloseresorption;
Sonstige Anweisungen für Untersuchungen: Magensäurebestimmung, eventuell H2-Atemtest, Darmflora-Dysbiose-Bestimmung;

- *Gezielte Maßnahmen gegen Abweichungen der Laborwerte* von der Norm. Insbesondere eine spezifische antibiotische Behandlung gegen die im Darm gefundenen Infektionserreger oder Parasiten.
- *Wiederherstellung der angestammten Darmfloraverhältnisse:*
»Symbioselenkung«: Verabreichung von speziellen Darmflorapräparaten (Bifidus-, Acidophilus- und Kolibakterien) nach einem bestimmten Therapieschema (Hausarzt!).

Dieses Therapieschema ist nötigenfalls anfangs ein- bis zweimal jährlich durchzuführen, um wirklich auf Dauer gesund zu werden und gesund zu bleiben. Zusätzlich hilft Ihnen eine gesunde, ausgewogene Ernährung, genug Immunabwehr zum Gesundbleiben zu entwickeln, und auch der Grippe kann mit Ihrer Hilfe schon im Vorfeld der Garaus gemacht werden. Zur Anregung finden Sie im Anhang speziell ausgewählte Rezepte der Ernährungswissenschaftlerin Dinah Heydarian. Sie sollen Ihnen bei der »immungerechten« Umstellung Ihrer Ernährung helfen.

Heilpflanzen gegen Grippe

Seit alters her, noch vor der Erfindung der Homöopathie, hat man naturgemäß versucht, der lästigen Grippe mit den Gaben der Natur zu Leibe zu rücken. Für die alten Naturheilärzte galt es – und warum sollte das für die heutige Zeit nicht mehr gelten – neben den schon beschriebenen »physikalischen« Maßnahmen, wie Bäder, Wickel und dergleichen, dem Kranken mit Kräutern wieder auf die Beine zu helfen.

Dazu verwendet man zwei Gruppen von Heilkräutern. Die erste Gruppe bilden die schweißtreibenden, abwehrsteigernden Heilkräuter. Die wichtigsten davon sind:

- *Echinacea purpurea* (Roter Sonnenhut): Es wird vor allem als Extrakt angewendet und enthält resistenzsteigernde, wundheilungsfördernde Stoffe und sollte praktisch vom ersten bis letzten Stadium der Grippe durchgehend mehrmals täglich – gewissermaßen als Basismittel – eingenommen werden. Darüber hinaus wirkt es auch als erstklassiges Vorbeugungs- und Abwehrsteigerungsmittel bei sämtlichen Infektionserkrankungen.
- *Folia Jaborandi* (Jaborandiblätter): Die darin enthaltenen Drogen haben eine besonders intensive schweißtreibende Wirkung. Eine Verbesserung dieser Wirkung wird noch durch den Zusatz von Extractum Gentianae (Enzianwurzel) erzielt.

Lassen Sie sich in der Apotheke folgendes Rezept bereiten, und nehmen Sie bei Bedarf dreimal täglich eine Pille:
Rp. Fol. Jaborandi 3,0
Extr. Gentianae qu.s.ut f.pil.Nr.XXX

- *Sambucus nigra* (Holunder): Es werden sowohl die Blüten als auch die Beeren verwendet – je nach Jahreszeit.

Die Blüten werden als Sud gebraucht; jeweils zwei Eßlöffel auf einen halben Liter Wasser. Für unsere Zwecke eignen sich allerdings die Blüten besser. Aus ihnen kann man im Frühjahr Holundermost herstellen.
Rezept: Sie nehmen mehrere große Blütendolden und geben sie in Wasser (pro Dolde ein Liter Wasser). Dazu geben Sie zwei bis drei ungespritzte Zitronen, entkernt und in Scheiben geschnitten. Das Ganze lassen Sie 24 Stunden stehen und seihen es dann durch ein Tuch. Danach geben Sie etwa ein Kilo Zucker dazu, rühren gut um und lagern

das Ganze drei bis vier Wochen in einem kühlen dunklen Raum – bis sich Kohlensäure gebildet hat. Fertig ist der Most!
Sie haben damit einen richtigen Trank für eine resistenzsteigernde »Frühjahrskur«.

• *Tilia cordata* bzw. *Tilia platyphyllos* (Winter- bzw. Sommerlinde): Lindenblütentee gilt in unseren Breiten wahrscheinlich als das bekannteste und wirksamste Mittel, um die Schweißproduktion des Körpers anzuregen. Das bekannte Rezept für eine Teemischung lautet:
50 Gramm Lindenblüten und 50 Gramm Kamillenblüten. Brühen Sie drei Teelöffel von dieser Mischung mit einem Viertelliter kochendem Wasser auf, und lassen Sie den Tee zehn Minuten ziehen. Nach dem Abkühlen sollten Sie den Tee in kleinen Schlucken auf einmal trinken.

Die zweite Gruppe der »Grippekräuter« bilden die vitaminhaltigen Heilpflanzen.
Es steht heute mit Sicherheit fest, daß Vitamine und Mineralstoffe die Abwehrkraft des Körpers erhöhen. Vor allem das Vitamin C ist diesbezüglich immer wieder im Gespräch. Obwohl die moderne Pharmakologie eine Unzahl von Fertigpräparaten zur Verfügung gestellt hat, scheint doch nicht von der Hand zu weisen zu sein, daß »natürliches«, in Pflanzen enthaltenes Vitamin C in seiner Wirkung den »synthetischen« Produkten überlegen sein könnte.

• *Hippophae rhamnoides* (Sanddorn): Sanddorn bekommen Sie in Form von Säften oder Mus als Vitaminspender. Zu finden in Apotheken oder Reformhäusern.

• *Ribes nigrum* (Schwarze Johannisbeere): Der Saft der schwarzen Johannisbeere sollte (etwas angewärmt) zu Beginn einer Erkältung als Kraft- und Vitaminspender eingenommen werden. Er hat einen außerordentlich hohen

Vitamin-C-Gehalt. Auch er ist in Apotheken und Reformhäusern erhältlich.

- *Rosa canina* (Hagebutte bzw. Hundsrose): Seit alters her wird die Hagebutte in Form von Saft, Mus oder Marmelade als erstklassiger Frischebringer eingenommen. Manche Lebensmittelläden führen Hagebuttenmarmelade, sicher zu finden sind die Produkte auch hier in Reformhäusern oder in Apotheken.

Die biochemischen Mittel nach Schüßler

Der deutsche Arzt Wilhelm Heinrich Schüßler hat bereits im vorigen Jahrhundert ein spezielles Heilmittelsystem auf homöopathischer Basis unter dem Namen »Biochemie« ins Leben gerufen, das sich bis in unsere Tage, unter anderem auch zur Bekämpfung der Erkältungskrankheiten, großartig bewährt hat. Es besteht in der Verabreichung von bestimmten Mineralstoffen in homöopathischer Potenzierung.

Die wichtigsten davon seien hier angeführt:

- Gegen *Schnupfen:* Natrium muriaticum bei wässerig-glasiger Absonderung; Kalium sulfuricum bei gelblich-eitriger Absonderung; Natrium phosphoricum bei zähflüssigen eitrigen oder grünlichgelben Absonderungen.
- Gegen *Husten:* Ferrum phosphoricum und Natrium muriaticum im Wechsel bei trockenem Kitzelhusten; Calcium phosphoricum bei trockenem, krampfartigem Husten, der vor allem nachts (gegen Morgen) auftritt; Kalium chloratum bei zähem weißlichgrauem Auswurf; Kalium sulfuricum bei eitrig-gelblichgrünlichem Auswurf.
- Gegen *Fieber:* Ferrum phosphoricum bei Fieber bis 39 °C ; Kalium phosphoricum bei Fieber über 39 °C.

• Gegen *Kehlkopfentzündung:* Natrium phosphoricum bei Halsentzündung mit Schmerzen und gelblichem Auswurf; Natrium muriaticum bei starker Rötung und weißlichem Auswurf; Ferrum phosphoricum bei Fieber, Halsentzündung mit wenig Sekret.

• Zur *Nachbehandlung* der Grippe: Natrium sulfuricum zur raschen Wiederherstellung der Lebenskraft.

Es kann und soll hier lediglich eine kurze Auswahl der gängigsten homöopathischen Grippemittel gegeben werden. Wie im Einzelfall die Dosierung und die Art der Einnahme zu wählen ist, muß dem Fachmann überlassen bleiben. Es gibt allerdings einige Standardmittel, und dazu zählen die genannten, die sich bei normalem Verlauf einer Erkältung und deren Randerscheinungen immer wiederholen.

Der Vorteil der Anwendung homöopathischer Medikamente liegt unter anderem darin, daß sie mit anderen Maßnahmen nahezu unbeschränkt kombiniert werden können. Darüber hinaus sind sie durchweg frei von unerwünschten Nebenwirkungen.

Die Homöopathie ersetzt allerdings keinesfalls »allopathische« Medikamente, also etwa das Antibiotikum bei einer schweren eitrigen Entzündung oder das fiebersenkende Mittel bei extrem hohem Fieber! Beachten Sie immer die am Anfang dieses Ratgebers angeführten Kriterien, die Sie veranlassen müssen, einen Arzt hinzuziehen. Denn, noch einmal: Grippe ist nicht harmlos!

Grippe und Kreislauf

Wenn Menschen – Gott behüte! – an Grippe sterben, dann sterben sie fast immer an Kreislaufversagen.
Der Begriff »Kreislauf« schließt ein ganzheitliches Geschehen im Körper ein. Der Blut- und Lymphkreislauf wird nicht nur vom Herzen, sondern auch von der glatten Muskulatur in den Gefäßwänden in Gang gehalten.
Während einer Grippe bzw. jeder anderen Infektionskrankheit werden Giftstoffe im Körper gebildet, die »gefäßwirksam« sind, das heißt, daß diese Stoffe eine Erschlaffung der glatten Gefäßmuskulatur bewirken. Resultat: Blutdruckabfall. Die Schwindelgefühle beim Aufsetzen oder Aufstehen während einer Erkältung sprechen eine deutliche Sprache. Je höher das Fieber, desto mehr dieser gefäßwirksamen Substanzen werden gebildet und desto größer das Risiko.
Die daraus resultierende Kreislaufschwäche sollte immer im Vordergrund der Behandlung stehen. Wird sie zu wenig beachtet, droht – ohne Übertreibung gesprochen – der totale Kreislaufzusammenbruch. Der Blutdruck fällt ins Bodenlose, die Durchblutung von Herz, Gehirn und Nieren sinkt auf ein Minimum, und es besteht akute Lebensgefahr! Insbesondere alte Menschen sind dann oft nicht mehr imstande, sich zu erholen, und sterben den Sauerstoffmangel-Tod. Diese Vorgänge sind auch hintergründig dafür verantwortlich, daß man nach einem schweren fieberhaften Infekt wochenlang »marode« ist.

Kennen Sie diesen Zustand? Sie fühlen sich ständig schlapp, könnten ununterbrochen nur schlafen, ohne je richtig ausgeschlafen zu sein, und möchten am liebsten in Frührente gehen. Das sind alles Folgeerscheinungen der grippebedingten Kreislaufschwäche, die so lange bestehen bleiben, wie noch Giftstoffe im Körper vorhanden sind.

Was hift dagegen? Unternehmen Sie kreislaufstärkende Maßnahmen während und nach der Grippe. Verwenden Sie in reichlichen Mengen die herkömmlichen kreislauffördernden Medikamente, die Ihnen Ihr Hausarzt verschreiben kann und soll! Insbesondere dann, wenn Sie aus dem Bett aufstehen, um sich einer der empfohlenen ableitenden Maßnahmen zu unterziehen (Einläufe, Bäder, Wickel u. dgl.). Beachten Sie zusätzlich folgendes:

- Trinken Sie in regelmäßigen Abständen etwas *schwarzen Kaffee* oder *Tee* (leicht gebraut). Es handelt sich dabei um relativ harmlose, wohlschmeckende und appetitanregende Kreislauftonika! Das kann man während einer Grippe gut gebrauchen.
- *Herz-* und *kreislaufwirksame Kräuter* sind ebenfalls zu empfehlen: Weißdorn (Crataegus oxyacantha), Rosmarin (Rosmarinus officinalis), Herzgespann (Leonurus cardiaca), Maiglöckchen (Convallaria majalis).

Dies sind einige der »klassischen« Mittel zur Herz-Kreislauf-Stütze, die für unsere Zwecke dienlich sein können. Zusätzlich empfiehlt es sich, die herz- und nervenberuhigende Melisse (Melissa officinalis) beizugeben, da bei den vorher beschriebenen Zuständen eine nervöse Unruhe, verbunden mit Herzklopfen (»Das Herz klopft bis zum Hals«), an der Tagesordnung ist.

Das entsprechende Rezept, das Sie sich vom Apotheker zubereiten lassen können, lautet also:

Rp. Flor. Crataegi
Fol. Crataegi
Herb. Leonur. card.
Herb. Convallar.
Fol. Melissae aa ad 100,0

Nehmen Sie drei Teelöffel von dieser Mischung auf eine Tasse Wasser und bereiten Sie einen Aufguß. Sie haben damit einen universellen Herz-Kreislauf-Nerven-Tee zur Verfügung, den Sie, je nach Ihrem Befinden, zwei- bis dreimal täglich in der beschriebenen Form anwenden sollten. Achten Sie auf Ihren Körper – er sagt Ihnen verläßlich, was Sie zu tun haben!
Selbstverständlich sind die oben erwähnten Kräuter auch in fertig zubereiteter Form als Extrakte, Tinkturen usw. im Handel. Sie sind auch ohne weiteres mit den üblichen chemischen Herz-Kreislauf-Mitteln kombinierbar. Wichtig ist nur, daß Sie sie regelmäßig anwenden. Denn, wenn der Kreislaufkollaps da ist, ist es für die Selbstbehandlung zu spät!

In diesem Zusammenhang stellt sich immer wieder die Frage nach den äußeren Begleitumständen der häuslichen Grippebehandlung. Das Bild des schwitzenden, mit Nachthemd und -haube versehenen, buchstäblich ans Bett gefesselten Patienten dient hier als negatives Beispiel, das in der Praxis der heutigen modernen Grippebehandlung unbedingt vermieden werden sollte. Es galt zu Urgroßmutters Zeiten die durch nichts zu erschütternde Devise: unter allen Umständen warm halten, wenn uns die böse Erkältung heimgesucht hat! Der bzw. die Unglücklichen wurden in abgedunkelten, überheizten, muffigen Räumen »gehalten«. Frische, kühle Luft galt nachgerade als tödliches Risiko, kalte Flüssigkeiten als »Luftröhrenkiller« und das »Im-Bett-Bleiben« als Behandlungskodex allererster Ordnung. Heute weiß man es besser!
Die Grippe stellt in erster Linie eine Erkrankungsform dar, die den Zweck hat, ein Bollwerk gegen die mit der Atemluft eindringenden Verunreinigungen zu bilden.

Wenn man gedanklich versuchen will, einen naturgegebenen Sinn hinter dieser hartnäckig immer wiederkehrenden Unpäßlichkeit zu suchen, kann oder muß man sie wohl als Abwehrmechanismus der vordersten Front definieren.

Die vielzitierte körpereigene Immunabwehr weist drei Verteidigungslinien auf, von denen die vorderste gleichzeitig die äußerste ist.

Der Stoffwechsel ist ja, wie der Name schon sagt, ein System, das in einem ständigen Wechsel zwischen Einverleibung und Ausscheidung von Stoffen besteht. Daher lassen sich sämtliche Krankheiten in zwei Kategorien einteilen: in solche, bei denen die Stoffzufuhr, und in solche, bei denen die Ausscheidung behindert ist.

Stellen Sie sich einmal einen spindeldürren, blassen, schwächlichen Menschen vor – bei ihm könnte doch sehr wohl die Zufuhr von Nährstoffen eingeschränkt sein.

Ein wohlbeleibter, kräftiger Mensch, der »aus allen Nähten platzt«, könnte doch sehr plausibel unter einer Ausscheidungsschwäche und den damit verbundenen körperlichen Störungen leiden.

Die Erkältung ist ein Befreiungsprozeß des Körpers – alle Indizien sprechen dafür!

Die äußerste Verteidigungslinie unserer Immunabwehr sind naturgemäß die Haut und die Schleimhaut. Beides sind Grenzlinien zwischen Außenwelt und Körperinnerem. Auch die Schleimhäute stellen eine Oberfläche dar. Der menschliche Organismus kann also mit einem Schlauch verglichen werden, dessen äußere Oberfläche die Haut und dessen innere Auskleidung die Schleimhaut repräsentiert.

Dieser Schlauch ist von Flüssigkeit erfüllt. Die Flüssigkeit weist einen gewissen Säure- und Basengehalt auf, der

gleichzeitig eine Schutzwirkung gegen Infektionen darstellt. Erst wenn diese Säure-Basen-Verhältnisse in eine Richtung – also entweder in Richtung sauer oder in Richtung basisch – verschoben sind, können sich eingedrungene Krankheitserreger vermehren. Im Fall der Virusgrippe dringen sie sozusagen in das Innere des Schlauchgewebes ein und schädigen es.
Der Begriff »Abhärtung« bedeutet also im wesentlichen eine möglichst konstante Aufrechterhaltung der angestammten chemischen Verhältnisse (Säure-Basen-Verhältnisse) im Körper. Darüber später noch mehr.

Kehren wir vorerst einmal zur Praxis zurück: Ein Grippekranker braucht eines, um rasch wieder gesund zu werden – Sauerstoff! Das heißt zunächst einmal, daß er ausreichend mit frischer Luft versorgt werden muß.

- Öffnen Sie bei jeder sich bietenden Gelegenheit die Fenster, um eine ausreichende Durchlüftung des Raums zu erzielen. Tun Sie das auch, wenn draußen winterliche Verhältnisse herrschen! Die »Erkältungshypothese« gilt für einen bereits Erkrankten nicht, zumal dann nicht, wenn er während der Lüftungsphasen gut zugedeckt bleibt.
- Wenn Sie die Möglichkeit haben, setzen Sie den Kranken täglich zweimal 20 Minuten ins Freie an einen windgeschützten Platz, selbstverständlich ausreichend mit Kleidung und Decken versorgt. Diese Maßnahme kann auch bei bestehendem mittelgradigem Fieber angewendet werden. Sie wird immer Erleichterung bringen und die Lebensfreude des Patienten heben.
- In der Abklingphase der Grippe sind außerdem – unter Beachtung der im Kapitel »Kreislauf« angeführten Vorsichtsmaßnahmen – kurze Spaziergänge zu empfehlen! Das lockert die Glieder und bringt eine Durchlüftung der

Lungen mit sich – der beste Schutz gegen eine Lungenentzündung.

- Ein weiterer Appell an alle Grippekranken: Reinigen Sie Ihre Luftwege mit Hilfe von regelmäßig vollführten Tiefatemübungen, auch wenn dies anfangs den Hustenreiz fördert.

Atmen Sie in Rückenlage durch Mund oder Nase tief ein – so tief Sie imstande sind – und halten dann die Luft an, solange, bis Sie eine unangenehme Atemnot verspüren. Danach atmen Sie langsam, mit gespitzten Lippen, wieder aus. Versuchen Sie die Ausatmungsphase, so lange Sie können, hinauszuziehen. Den ganzen Vorgang wiederholen Sie etwa 20mal. Sie werden erleben, daß der Hustenreiz früher als normal nachläßt und Ihr Kopf frei wird. In der Luftanhaltephase wird das Blut etwas mit Kohlensäure angereichert; das bringt eine Anregung des Atemzentrums und hinterher eine bessere Sauerstoffverwertung mit sich. In der Ausatmungsphase kommt es zu einer verstärkten Reinigung der Luftwege. Alles in allem ist dies eine sehr einfache, hochwirksame Maßnahme zur Besserung des Gesamtbefindens. Und – Sie haben genügend Zeit dazu! Nützen Sie sie!

III Das Grippe-Vorsorge-Programm

Nicht alles, was uns mit Schnupfen, Husten und Heiserkeit quält, muß auch wirklich eine Grippe sein. Moderne immunologische Forschungen sprechen davon, daß der Organismus sich mit Hilfe dieser Symptome, die ja in Wahrheit Ausscheidungsreaktionen sind, von anderen, weit gefährlicheren Infektionserregern befreit.
Insbesondere am Beispiel der Kinderkrankheiten kann man diese These nachvollziehen. In vielen Fällen werden diese überhaupt nur in Form einer heftigen Grippe, ohne die sonstigen Begleiterscheinungen wie Hautausschläge, Durchfälle etc. abgehandelt. Vor allem die virusbedingten Kinderkrankheiten, z. B. Masern, Röteln oder Windpocken (Schafblattern), werden oft auf diese milde Weise »absolviert«.
Die Grippe ist also so etwas wie eine Universalinfektion, die stellvertretend für andere, unter Umständen lebensgefährliche Virusinfektionen ablaufen kann. Schon aus diesem Grund ist es gar nicht ratsam, sie in den Anfangsstadien zu unterdrücken. Man kann nie wissen, vor welchem Übel sie einen letzten Endes bewahrt!
Das Grippevirus ist sehr nahe verwandt mit dem Herpesvirus – Sie erkennen das an den unschönen »Fieberblasen«, die die Grippe oft begleiten. Manchmal wiederum sind diese Bläschen an den Lippen die einzigen Anzeichen, daß »etwas in Ihnen steckt«. Bekanntlich war und ist »Herpes«

ja auch heute fast zu einer »Seuche« geworden, weil es – in durchaus harmloser, aber höchst infektiöser – Manier, nicht nur an den Lippen, sondern auch im Genitalbereich mit regelmäßiger Hartnäckigkeit auftaucht. »Herpes genitalis« nennen das die Fachleute, und es könnte durchaus als unerwünschte Folgeerscheinung mehrerer zu früh »abgedrehter« Grippeinfektionen angesehen werden.

Das Herpesvirus hat noch einen besonders aggressiven Verwandten, das »Herpes-zoster-Virus« (es verursacht »Gürtelrose«). Wie schon im Kapitel über die Folgeerscheinungen der Grippe dargelegt, hat das Grippevirus eine besondere Affinität zum Nervensystem; das zeigen die vielfältigen neurologischen Komplikationen nach einer Infektion. Beim Zusammentreffen mehrerer Belastungsfaktoren kann nun unter Umständen auch eine Gürtelrose – zu allem Überfluß – das Bild komplettieren. Einziger Vorteil: Sie taucht im allgemeinen nur ein einziges Mal im Leben auf – man wird dagegen immun. Der Vollständigkeit halber sei erwähnt, daß eine öfter an der gleichen Stelle auftretende Gürtelrose unbedingt Anlaß zu einer generellen klinischen Untersuchung geben sollte, weil sie in dieser Art überdurchschnittlich oft die äußere Begleiterscheinung einer schweren inneren Organerkrankung darstellt (Vorsicht: Krebs!).

Wie dem auch sei – ein Grippe-Vorsorge-Programm muß eigentlich ein Immun-Trainingsprogramm sein! Nur: Das Immunsystem ist die »Primaballerina« des menschlichen Organismus. Es ist launisch, sensibel, unberechenbar und – äußerst streßanfällig.

1 Grippe – Seele – Streß

Die Grippe trifft einen bekanntermaßen immer dann, wenn man sie am allerwenigsten brauchen kann. Gilt das nicht auch für Sie?
Also gerade dann, wenn man besonders viel zu tun hat, wenn man besonders wichtige Termine wahrzunehmen hat und – wenn man endlich einmal Zeit hat auszuspannen.
Unser vielzitiertes Immunsystem ist von einem weiteren Faktor abhängig, der bisher noch nicht zur Sprache gekommen, der aber wahrscheinlich der bedeutendste überhaupt ist – von der seelischen Abwehrkraft.
Seelische Abwehrkraft bedeutet: eine gewisse geistige, willensmäßige Grundeinstellung aufrechtzuerhalten, die uns vor den ständigen negativen, das heißt angsterregenden Einflüssen unserer Umwelt unabhängig macht!
Was hat das mit Grippe zu tun?
Das Wort Streß kann man ohne weiteres gleichsetzen mit Angst. Streß = Angst! Und Angstgefühle lösen in unserem Organismus tief- bzw. tiefstgreifende nervliche, hormonelle und immunologische Veränderungen aus.
Das Thema »Angst« ist wahrscheinlich das vordringlichste Thema des menschlichen Lebens. Streß (bleiben wir bei diesem aktuellen Begriff) hemmt die Abwehrleistungen des körpereigenen Immunsystems. Streß heißt in diesem Zusammenhang Angst-Streß.
Es ist ja noch kein besonderes Malheur, einmal eine »saftige« Grippe einzufangen und dadurch für ein paar Tage aus dem Verkehr gezogen zu sein. Bedenklich wird die Angelegenheit erst dann, wenn sich solche Infektionen in kurzen Abständen, also alle paar Wochen wiederholen.
Die Infektanfälligkeit ist – von ganz wenigen Ausnahmen abgesehen – ein Streßsyndrom, ein Kennzeichen für ein

angsterfülltes Leben! Und sie ist ein Symptom dafür, daß die körpereigene Abwehrkraft »auf Sparflamme« brennt. Es hat den Anschein, daß wir heute vor allem in einer Zeit der seelischen Umweltverschmutzung leben und nicht nur der chemischen und materiellen. Wir werden beherrscht von Profit, Power, Opportunismus, Korruption, Konkurrenz, Medienmanipulation, Pop, Auto, Tempo und Streß! Ich habe hier ganz bewußt Fremdwörter aus dem englischen Sprachgebrauch eingesetzt, weil sie heute als echte Schlagworte unser Leben beherrschen. Der Begriff »Schlagwort« spricht ja ohnehin für sich!

Ein »Grippe-Vorsorge-Programm« muß also eigentlich ein »Immun-Vorsorge-Programm« und darüber hinaus ein »Streß-Vorsorge-Programm« sein.
Gehen wir noch einmal an die Wurzeln zurück: Woran sterben die Menschen in »unserer Zeit«, also Ende des 20. Jahrhunderts?

- Todesursache Nr. 1: *Altersschwäche.* Die meisten Menschen sterben heute »am Alter«, zweifellos eine sehr tröstliche Tatsache. Die eigentlichen Todesursachen dürften dabei Herzversagen, Blutgerinnsel und Gehirnblutungen sein.
- Todesursache Nr. 2: *Herztod.* Es ist dies der klassische »Streßtod«, der in unserem Jahrhundert sehr häufig auftritt.
- Todesursache Nr. 3: *Krebs.* Krebs ist im Prinzip eine Variante von Todesursache Nr. 1, also überwiegend eine »Alterserscheinung«. Diese Art von Krebs ist daher auch nicht heilbar, sondern kann lediglich in ihren Auswirkungen hinausgezögert werden. Der Alterskrebs ist wirklich eine Alterserscheinung, und die Zunahme der Krebsrate in unserem Jahrhundert beruht wohl in erster Linie darauf, daß die Menschen älter werden und »ihren Krebs« dadurch häufiger erleben.

• Todesursache Nr. 4: *Immunschwäche* und ihre Folgen. »Immunmangel-Syndrom« – das ist ein neuer Begriff in der Medizin, der als Nebenprodukt der AIDS-Forschung angesehen werden kann. Immunmangel-Syndrome hat es schon immer gegeben, nur hat man sie in ihrer Bedeutung nicht erkannt. Bestimmte Teilbereiche der Immunabwehr sind nicht ausreichend funktionsfähig; dadurch werden giftige Substanzen nur ungenügend abgebaut und im Körper zurückgehalten. Auf diese Weise entstehen sogenannte »rheumatische« Entzündungen, Allergien, Infektionen (z. B. AIDS), Leukämie und andere Krebsformen. Wenn es sich bei diesen Giften um körpereigene Stoffe handelt, spricht man von »Autoimmunerkrankungen«.

Eines steht heute mit Sicherheit fest: Durch seelische Belastungen jeglicher – positiver und negativer – Art wird die Funktion des Immunsystems nachhaltig beeinflußt. Angst, Schuldgefühle, Hetzjagden, Erfolgsdruck usw. bremsen es; Freude, Glück, Hoffnung und Zuversicht regen es an.
An dieser Stelle sei noch einmal mit Nachdruck festgestellt, daß die Grippe eine Schulung des Immunsystems darstellt und daß der Mensch aus jeder überstandenen Grippe frisch gestärkt hervorgehen müßte, wenn – ja wenn! – er den natürlichen Lauf der Dinge nicht zu sehr zu seinen vermeintlichen Gunsten verändern möchte.

2 Die Funktionen des Immunsystems

Oft genügt schon ein kleiner Kratzer in der Haut – schon ist der Weg frei für eine Armee von Lebewesen, die so klein sind, daß wir sie mit bloßem Auge gar nicht ausmachen können, aber mächtig genug, um uns zu töten. Ein Atemzug in der vollbesetzten U-Bahn, und wir saugen eine ganze Wolke von Schnupfen- und Grippeviren in uns auf. Ein andermal sind es vielleicht Bakterien, beim nächstenmal könnten es Asbestfasern, Staub oder Zigarettenrauch sein – alles Fremdstoffe für den Körper, die ihm den Tod bringen können.

Und doch leben wir erstaunlich gut bei diesem Spießrutenlauf. Auf magische Weise ist unser Organismus praktisch vor allem geschützt, was ihn ein Leben lang erwartet. Der Armee von Eindringlingen stehen Divisionen von »bis an die Zähne bewaffneten« Abwehrkämpfern gegenüber!

Die körpereigene Abwehr verfügt über mehr als zehn Millionen verschiedene, spezifisch ausgerüstete Immunzellen, die alle auf ihren Tag warten, auf ihren Einsatz gegen den Feind – das Antigen. Die meisten warten umsonst.

Antigene sind Stoffe, die das Immunsystem aktivieren. Sie gehören praktisch allen organischen Stoffklassen an – also Eiweiß, Kohlenhydraten, Fetten – und unter bestimmten Umständen auch noch anderen chemischen Substanzen, die eine unspezifische Reizwirkung auf den Organismus ausüben (z. B. Asbestfasern, Ruß, Staub, verunreinigter Wasserdampf, mineralische Stoffe usw.). Antigene sind überall! Sie zwingen das Immunsystem zu ständiger Wachsamkeit, und wenn es sie in unserer näheren Umwelt nicht gäbe, würden wir in kürzester Zeit sterben – dann, wenn wir es wieder einmal mit einem gefährlichen Antigen in Form eines Infektionserregers zu tun bekämen. Warum? Weil unser Abwehrsystem nicht genügend vorbereitet wäre.

Am Beispiel Masern

Damit nicht immer nur von der Grippe die Rede ist, versuchen wir einmal anhand einer anderen Virusinfektion darzustellen, wie unser Immunsystem arbeitet, wie unglaublich sinnreich und umfassend es mit allen Eventualitäten fertig wird und uns damit ungezählte Male das Leben erhält, ohne daß wir überhaupt etwas davon bemerken.
Wie wir wissen, sind Viren winzig kleine kugelförmige Eiweißkörper (das größte bekannte Virus hat einen Durchmesser von 300 Millionstel Millimetern!) mit einem fadenförmigen Anhängsel aus Nukleinsäuren. Sie tragen gewissermaßen die Erbinformation des Lebewesens.
Genaugenommen ist ein Virus aber gar kein Lebewesen; es wächst nicht, es frißt nicht, und es kann sich auch nicht selbständig vermehren. Dazu braucht es einen »Wirt« – den es wohl auch zuweilen umbringt. Danach sucht es sich einen neuen. Hat das Virus seinen Wirt gefunden, bindet es sich mit einem Teil seiner Proteinhülle (= Eiweißhülle) an diese Wirtszelle und schmuggelt seine Erbinformation in Gestalt des sogenannten Nukleinsäurefadens in sie hinein.
Das Virus »lebt« also eigentlich nur dafür, seinen eigenen Fortbestand zu sichern – für sonst nichts.
Die Erbinformation des Virus wird also in die Erbsubstanz der Zelle eingewoben, und diese beginnt sofort, die neue Nachricht zu entschlüsseln. Aber nun beginnt das Fatale an der Situation: Die Zelle vermag zu Anfang die Fremdinformation von der eigenen nicht zu unterscheiden und beginnt – so wie sie das immer tut – die Erbsubstanz zu verdoppeln. Damit verdoppelt sie auch die Virus-Erbsubstanz und produziert eine ganze Brut von neuen Erregern. Im Zuge dessen geht sie selbst meist zugrunde; sie zerfällt,

die neugebildeten Viren schwärmen aus, um sich neue Wirtszellen zu suchen. Das Spiel beginnt von vorn – die Infektion nimmt ihren Lauf.

Nun beginnt das körpereigene Abwehrsystem zu arbeiten: Als erstes sind die Makrophagen zur Stelle (sie gehören zur Gruppe der Granulozyten), in der Laiensprache auch trefflich Freßzellen genannt. Sie machen sich in der Regel über alles her, was ihnen fremd erscheint, also über Zelltrümmer, Staubpartikel, Bakterien, Viren usw. In diesem Fall stürzen sie sich auf die Masernviren und verschlingen eine Unmenge davon, allerdings nicht vollständig. Kleine Teile der Eiweißhüllen erscheinen außen an der Wand der Freßzellen. Sie erfüllen Antigenfunktion, aktivieren also die zweite Riege, den spezifischen Teil des Immunsystems.

Die T-Lymphozyten (auch kurz T-Zellen genannt) finden, wie Spürhunde, mit absoluter Sicherheit die vom »Masern-Antigen« markierten Freßzellen und verbinden sich mit ihnen. Letztere sondern sofort eine hormonartige Substanz ab, ein sogenanntes Lymphokin (das Interleukin-1), das die T-Zellen in Alarmzustand versetzt. Jetzt erst kommt die Immunabwehr richtig in Gang.

Die Lymphokine bewirken außerdem, daß sich die klassischen Entzündungszeichen – Schwellung, Rötung und Schmerzen – entwickeln, die letztlich der Immunabwehr die Arbeit sehr erleichtern. Innerhalb weniger Tage teilen und vermehren sich die T-Lymphozyten lawinenartig und entwickeln zusätzliche Sonderformen – echte Spezialisten. Man nennt sie bezeichnenderweise Helfer-T-Zellen und Killer-T-Zellen Sie sind die Fußsoldaten des Immunsystems. Die Helfer-T-Zellen stellen gewissermaßen die Nachrichtenübermittler, die »Funker«, und die Killer-T-Zellen den »Stoßtrupp« dar. Letztere krallen sich an den infizierten Zellen fest und beschießen sie mit sogenannten Perforinen;

das sind Enzyme, die kleine Löcher in die Zellwand fressen. Die Zelle löst sich dadurch zwar in ihre Einzelteile auf, die Masernviren verlieren aber andererseits ihren Wirt, bevor sie sich vermehren konnten. Damit ist aber die Schlacht trotzdem noch nicht gewonnen!
Weitere Hilfe ist vonnöten. Sie kommt in Gestalt der sogenannten B-Lymphozyten. Herbeigerufen durch weitere Lymphokin-Hormone (Hormone sind »Botenstoffe«), sammeln sie sich in großer Zahl an und produzieren Antikörper. Die B-Lymphozyten (B-Zellen) sind also sozusagen die Munitionsfabriken des Immunsystems.
Antikörper sind die Gegenspieler der Antigene. Sie passen zum Antigen wie der Schlüssel zum Schloß! Die von den B-Zellen produzierten Masern-Antikörper heften sich wie Magnete an die auffindbaren Masernerreger, legen sie lahm und machen sie zur leichten Beute für die allgegenwärtigen Freßzellen. Die Schlacht ist damit – beinahe – schon gewonnen. Als weitere Unterstützung in diesem erbarmungslosen Krieg können die Antikörper ihrerseits noch eine Waffe einsetzen – das Komplement. Auch das ist ein ausgeklügeltes Abwehrsystem, gewissermaßen eine neuerliche Abwehrkette, an deren Ende bestimmte Enzyme stehen, die imstande sind, Löcher in die »feindlichen Zellverbände« zu schießen. Inzwischen sind etwa drei Wochen seit Beginn der Maserninfektion vergangen, und das Abwehrsystem hat die Oberhand über die Eindringlinge gewonnen. Eine dritte Gruppe von Lymphozyten tritt auf den Plan – die T-Suppressorzellen. Sie senden eine Friedensbotschaft aus: Die Schlacht ist gewonnen, Schluß mit dem Krieg!
Die Schlacht ist also vorbei – aber nicht vergessen. Viele der Immunzellen sind »gefallen« und werden von den Makrophagen beseitigt; das Schlachtfeld wird also geräumt.

Ein kleiner Teil der T- und B-Zellen bereitet sich auf ein langes Leben vor – sie werden zu sogenannten Gedächtniszellen. Sie achten für den Rest unseres Lebens darauf, daß nicht noch einmal ein Masernerreger unseren Organismus überfallen kann. Sie ermöglichen es, eine Maserninfektion frühzeitig zu erkennen und abzuwehren, ohne daß wir überhaupt etwas davon bemerken. Von Stund an sind wir gegen die Masern immun!

AIDS – was ist das?

Man kann heute kein ernstzunehmendes Buch über Infektionskrankheiten, namentlich über Grippe, schreiben, ohne kurz auf dieses heimtückische Leiden einzugehen.
AIDS steht für Acquired Immune Deficiency Syndrom (erworbenes Immunmangel-Syndrom). Seine Ursache: ein Virus, das die T-Lymphozyten befällt, also diejenigen Abwehrzellen, die gewissermaßen die Hauptarbeit in der gesamten Immunabwehr leisten. Das AIDS-Virus richtet sich daher direkt gegen seine eigenen Feinde.
Es soll hier nicht mit Zahlen, Prognosen und Statistiken operiert werden. Eines steht fest: AIDS ist eine Gefahr für die Menschheit. Die Hauptgefährdeten sind derzeit: Homosexuelle, Drogenabhängige, Prostituierte und Menschen, die – aus welchen Gründen auch immer – Blutkonserven benötigen.
Für den »Normalbürger« ist das Risiko nach wie vor äußerst gering, wenn er nicht in innigsten körperlichen Kontakt zu einer der oben erwähnten Risikogruppen gerät.
Ist AIDS wirklich tödlich? Wahrscheinlich nicht unbedingt, zumal da es Menschen gibt, die wohl »HIV-positiv« sind (HIV steht für Human Immunodeficiency Virus), aber trotz-

dem beschwerdefrei leben. Dann gibt es Menschen, bei denen das Virus einmal nachgewiesen werden kann und dann wieder nicht.
Hier muß noch fundamentale Forschungsarbeit betrieben werden.
Entscheidend ist wohl auch hier: das körpereigene Abwehrsystem stets aktiv und effizient zu halten.

3 Die klinische Diagnostik

Die Schulmedizin ist die Mutter der Medizin.
Was der Arzt mit seinen Sinnesorganen am Körper des Patienten erkennen und feststellen kann, steht an erster Stelle der diagnostischen Bewertung. Darüber hinaus hat er heute eine zunehmende Anzahl von »technischen« Möglichkeiten zur Verfügung, die ihn in seinem Bemühen um diagnostische Klarheit unterstützen können – mehr aber nicht.
Die alten Ärzte haben sich in erster Linie ihrer Beobachtungsgabe bedient, um der Krankheit auf die Spur zu kommen. Sie haben Haut, Haare, Nägel, den Glanz der Augen, Farbe, Geruch und Klarheit des Urins, körperlichen Habitus und dergleichen als diagnostische Kriterien herangezogen.
Und – so eigenartig das auch klingen mag: An diesen Grundsätzen hat sich bis heute nichts geändert, trotz der übermächtigen medizinischen Technik, trotz Computertomographie, trotz hochgezüchteter Labordiagnostik, trotz Monster-Klinikbauten, trotz hochgezüchteter chirurgischer Technik usw.

Am Beispiel Krebs

Interessanterweise hat sich in den »zivilisierten« Ländern die allgemeine Krebsrate in der Bevölkerung seit zwanzig Jahren nicht mehr geändert. Sie hat sich wohl in manchen Bereichen verschoben, also z. B. von Magen- in Richtung Darmkrebs oder von Gebärmutter- in Richtung Brustkrebs – die absolute Gesamtzahl ist allerdings gleichgeblieben. Was bedeutet das?

Auch die verfeinerte klinische Diagnostik hat keinen nennenswerten Fortschritt gebracht, zumindest nicht in bezug auf Krebs. Und die Behandlung ist sowieso »eingefroren und eingeschworen« auf die drei Begriffe Stahl, Strahl und Chemotherapie. Was bedeutet das weiterhin?

Dieses Buch handelt von der Grippe und ihren Folgeerscheinungen, also im weitesten Sinn von der Immunabwehr gegen Infektionen aller Art. Wenn es schon bisher nicht gelungen ist, den Krebs in seine Schranken zu weisen – wie sollte das dann möglich sein bei den vergleichsweise harmlosen Infektionskrankheiten? Wieso gibt es Menschen, die trotz lebenslanger Beschwerden und schwerster Leiden ein hohes Alter erreichen, und dann wieder andere, die trotz blühender Gesundheit in relativ jungen Jahren sterben?

Das eigentliche Schlüsselprinzip scheint dabei in der Zusammenarbeit zwischen Immunsystem, vegetativem Nervensystem und Hormonsystem zu liegen. Die Immundiagnostik ist also, wenn man diese Erkenntnisse praktisch umsetzt, absolut vorrangig! Es werden aus dem Blut die verschiedenen »Abwehrfaktoren« bestimmt und danach die entsprechenden Maßnahmen getroffen: Aus dem Blut läßt sich ablesen, wie es um die Abwehrkraft des Körpers bestellt ist!

Die in der Folge angeführten Symptome sollten Sie veranlassen, einmal eine Blutuntersuchung durchführen zu lassen:

- häufige *grippale Infekte,*
- *Fieberblasen,* die immer wieder ohne ersichtlichen Grund auftreten,
- ständige unerklärliche *Müdigkeit,*
- chronischer *Reizhusten,*
- *allergische Erkrankungen* (Heuschnupfen usw.),
- wiederholte *Fehlgeburten,*
- *Impotenz,*
- *Unfruchtbarkeit,*
- häufige *Krebsfälle* in der Familie usw.

Das »Immun-Mangel-Syndrom« zählt heute zu den aktuellen Problemen der Medizin. Und es hat den Anschein, daß dies Ansätze für eine völlig neue Denkweise in der Medizin bilden wird. Der Körper ist eine Ganzheit, gebildet aus Körper, Seele und Geist. Es scheint ferner, daß durch ein gezieltes Immuntraining die allgemeine Abwehrbereitschaft gestärkt, die körperliche Konstitution gehoben und die Lebensqualität verbessert werden kann.

4 Das Immun-Trainingsprogramm

Obwohl dieses Thema ein eigenes Buch füllen könnte, soll hier eine kurze Darstellung der modernsten Methoden einer Immunstimulierung gegeben werden.

Immunstimulierung heißt, durch äußerliche Einwirkungen die Produktion von Immunzellen anzuregen. Diese Immunzellen werden ja durch die permanenten »Abwehrschlachten« in unserem Körper ständig dezimiert und müssen immer wieder erneuert werden. Man muß daher unterscheiden zwischen Immunstimulierung und Immuntraining.

Methoden der Immunstimulierung

Nachschub für das Immunsystem erfolgt naturgemäß am besten über die Ernährung. Ergänzend zu dem, was Sie bereits im einschlägigen Kapitel nachlesen konnten, ist anzumerken, daß es – nach modernsten Erkenntnissen – noch einige wenige Substanzen gibt, die direkt oder indirekt die erforderliche Neubildung von Immunzellen unterstützen: die Vitamine A, E und C sowie die Spurenelemente Zink und Selen. Was hat es damit auf sich?

- *Vitamin A* (Retinol):

Funktion: Verstärkt die Widerstandskraft gegen alle Arten von Infektionen; fördert die Neubildung von Sehpurpur, stärkt daher die Sehkraft; spielt eine wichtige Rolle bei der Nährstoffversorgung der Haut, der Schleimhäute und der Haare; ist während der Schwangerschaft und während des Stillens unbedingt vonnöten; beugt frühzeitigem Altern vor, indem es die Stabilität der Zellwände erhöht; verbessert die Durchlässigkeit der Blutkapillaren, fördert so die Sauerstoffzufuhr zu den Geweben; erhöht die Abwehrbereitschaft gegen Krebs, indem es die Killer-T-Zellen aktiviert.
Mangelerscheinungen: Neigung zu Augenentzündungen, schwache Sehkraft, Infektanfälligkeit, Wachstumsschwierigkeiten bei Kindern, schlechte Zähne, schlechtes Zahnfleisch, schuppige trockene Haut, Schuppen und Haarausfall, brüchige Nägel, frühzeitige Faltenbildung, frühzeitiges Altern, schwacher Geruchs- und Geschmackssinn.

Natürliche Quellen: Obst und Gemüse (Möhren, Kohl, rote Bete, Spinat, Blattgemüse, Melonen, Tomaten), Eier, Vollmilch, Käse, Lebertran.
Täglicher Bedarf: 4000 I. E. (= Internationale Einheiten), Kleinkinder 1500 I. E., therapeutische Dosierung bis 125000 I. E.

- *Vitamin E* (Tocopherol):

Funktion: Hilft bei der Sauerstoffzufuhr zu den Geweben; reduziert den Sauerstoffbedarf der Gewebe; verhindert die Zerstörung der ungesättigten Fettsäuren, der Sexualhormone und der fettlöslichen Vitamine (A, D, E, K) durch Sauerstoff; erweitert die Blutgefäße und verbessert die Blutzirkulation; schützt vor Thrombosen und Blutgerinnseln; bremst die Narbenbildung nach Verletzungen; zögert den Alterungsprozeß hinaus; verbessert die Potenz und die Fruchtbarkeit; verringert das Risiko von Fehlgeburten; verbessert die Immunabwehr des Organismus.
Mangelerscheinungen: Degeneration der Haut, sexuelle Impotenz, Unfruchtbarkeit, Herz- und Gefäßerkrankungen, Thromboseneigung, vorzeitiges Altern, Infektanfälligkeit.
Natürliche Quellen: Kaltgepreßte Pflanzenöle (v. a. Keimöle und Kernöle), Samen, Nüsse, Körner, Keime, Fisch, Blattgemüse, Eier.
Täglicher Bedarf: Erwachsene 15 I. E., therapeutische Dosierung 200–400 I. E.

- *Vitamin C* (Ascorbinsäure):

Funktion: Stärkt das Bindegewebe; spielt eine wichtige Rolle bei der Gesunderhaltung der Drüsen und Organe; schützt vor Zahnverfall und Paradentose; stärkt die allgemeine Konstitution und Heilungsbereitschaft des Körpers; schützt vor Erkältungs- und Infektionskrankheiten; schützt vor den schädigenden Einwirkungen der chemischen Gifte in der Umwelt; allgemeines Entgiftungsmittel.

Mangelerscheinungen: Karies, Zahnfleischbluten, Paradentose, Gewebsschwäche, Blutungsneigung, Blutarmut, schlechte Heilungstendenz von Geschwüren und Wunden, vorzeitige Alterung, Müdigkeit, Erschöpfungszustände, Infektanfälligkeit.
Natürliche Quellen: Obst und Gemüse, vor allem schwarze Johannisbeeren, Erdbeeren, Sanddorn, Kiwi, Äpfel, Datteln, Hagebutten, Zitrusfrüchte, Kartoffeln, Kraut, Kohl, grüne und gelbe Paprika, rote Bete, Brokkoli, Tomaten.
Täglicher Bedarf: Erwachsene 30–70 Milligramm, therapeutische Dosierung 1 000–2 000 Milligramm.

• *Zink:*

Funktion: Hat eine große Bedeutung für die Neubildung der Erbsubstanz im Körper (Nukleinsäuren); fördert die Eiweißsynthese; spielt eine wichtige Rolle für die Neubildung von Immunstoffen, Enzymen und Hormonen; stimuliert den Zuckerstoffwechsel (Insulinproduktion); ist wichtig für das Wachstum der Geschlechtsorgane und die Funktionen der Prostata; verbessert die Heilungstendenz im Körper; unterstützt die Wirkungen von Vitamin A.
Mangelerscheinungen: Wachstumsstörungen, Geburtsschäden, unterentwickelte Geschlechtsdrüsen, Vergrößerung der Prostata, Fruchtbarkeitsstörungen, Potenzstörungen, schlechte Heilungstendenz von Wunden, Infektanfälligkeit.
Natürliche Quellen: Weizenkeime, Kürbiskerne, Sonnenblumenkerne, Bierhefe, Milch, Eier, Zwiebeln, Austern, Heringe, Nüsse.
Täglicher Bedarf: Erwachsene 15 Milligramm, therapeutische Dosierung bis zu 600 Milligramm.

• *Selen:*

Funktion: Schützt den roten Blutfarbstoff Hämoglobin vor der Zerstörung durch Oxydation; fördert die Regeneration

der Leberzellen; kann den Alterungsprozeß verlangsamen, indem es die Bildung der sogenannten »freien Radikale« verhindert (freie Radikale bilden sich im Zellinneren bei jeder wie immer gearteten Zellschädigung – sei es durch chemische Stoffe, durch Strahlen oder im Verlaufe der natürlichen Zelldegeneration); unterstützt die biologische Aktivität von Vitamin E.
Mangelerscheinungen: Leberschäden, Muskeldegeneration, Herzmuskelschäden, vorzeitige Alterung, Krebsdiathese (erblich bedingte Erkrankungsneigung).
Natürliche Quellen: Bierhefe, Meeresalgen, Knoblauch, Pilze, Meerestiere, Milch, Eier, Getreideprodukte, Gemüse.
Täglicher Bedarf: 80–120 Milligramm.

Eine optimale Ernährung, die eine optimale Funktion des Immunsystems gewährleistet, besteht also aus:

- *hochwertigem Eiweiß* – dieses bildet gewissermaßen das wichtigste Baumaterial der Zellen. Eiweißmangelzustände durch Hungern (aber auch z. B. durch zu lange andauernde Fastenkuren) führen allmählich zu einem Immundefizit!
- Nahrungsmitteln mit *ausreichendem »Vitalstoffgehalt«* (Vitamine, Mineralstoffe und Spurenelemente).

Immuntraining

»Immuntraining« ist heute zu einem Modebegriff geworden. Er bedeutet, daß durch immer wiederkehrende Impulse die Funktionen der Immunabwehr ständig in Gang gehalten werden.
Eigentlich stellt ein Leben in freier Natur mit seinen ständig wechselnden Einflüssen das beste Immuntraining dar. Wir versuchen in unserer zivilisierten Welt zu Unrecht, diese

wechselnden Einflüsse von uns fernzuhalten; das heißt, wir ziehen uns zu warm an, wir leben in überheizten Räumen, wir fürchten uns förmlich vor jedem Luftzug.
Viele Mütter versuchen überängstlich, ihre Kinder vor »Erkältungen« zu schützen – und erreichen damit das Gegenteil.
Bereits im frühesten Kindesalter, in dem das Immunsystem gewissermaßen »programmiert« wird, sollte der Organismus immer wieder kleinen Reizen (durch Temperatur und Feuchtigkeit) ausgesetzt werden. Die Kinderheilkunde nennt diesen Vorgang die »stille Feiung«!

Was kann man selbst tun?
- Gehen Sie immer wieder einmal »zu leicht angezogen« außer Haus; vor allem dann, wenn Sie die Wohnung nur kurz verlassen. Ein kurzes Frösteln stellt noch keine Erkältung dar!
- Heizen Sie Ihre Wohnung nicht gleichmäßig durch. Lassen Sie sogenannte Durchgangsräume unbeheizt (Diele, Vorzimmer, Abstellraum, WC, eventuell auch das Schlafzimmer).
- Lüften Sie mehrmals täglich gründlich durch. Frische Luft erwärmt sich wesentlich leichter als abgestandene.
- Falls Sie »Energiesparfenster« einbauen lassen, dann nach Möglichkeit solche mit integrierten Lüftungsschlitzen.
- Hüten Sie sich andererseits vor länger dauernden Kälteeinwirkungen, vor ständigem kalten Luftzug und vor Feuchtigkeit am Körper (verschwitzte Kleidung, nasse Badehose usw.) – sie sind erstrangige Erkältungsfaktoren!
- Wenn Sie sich einmal wirklich »unterkühlt« haben, dann versuchen Sie das durch ein »Überwärmungsbad« auszugleichen (siehe dort).

- Führen Sie regelmäßig das »Erkälte-dich-täglich-Programm« durch. Es besteht zum einen aus Trockenbürsten: Sie bürsten mit einer mittelharten Saunabürste oder einem Hanfhandschuh die gesamte Körperoberfläche – immer in Richtung zum Herzen – kräftig durch. Dabei werden Sie zu Anfang feststellen, daß es unterschiedliche Hautrötungsphänomene gibt. Manche Hautregionen werden rasch intensiv rot werden, andere wieder blaß bleiben. Es handelt sich dabei um »Oberflächenreflexe«, die Aufschluß geben über die Hautdurchblutung. Diese wird ihrerseits wieder gesteuert vom vegetativen Nervensystem. Die Durchblutung der Hautoberfläche ist also ein Spiegelbild für die Durchblutung der inneren Organe.
Wenn Sie diese Maßnahme konsequent – Tag für Tag – durchführen, werden Sie bemerken, daß die Haut allmählich auf das Bürsten reagiert und sich einheitlich rötet. Nach den Erkenntnissen der modernen »Reflexologie« hat dieser oberflächige Durchblutungsreiz einen ausgeprägten Effekt auf die Durchblutung der entsprechenden inneren Organe!
Wie dem auch sei: Das Trockenbürsten ist eine erstklassige Methode, um das Immunsystem in Schwung zu halten, und das Vermittlerorgan dafür ist die Haut. Die Haut ist das größte Organ des menschlichen Körpers. Im Unterhaut-Bindegewebe laufen die meisten Immunreaktionen ab; daher kann man durch eine Reizung der Haut die allgemeine Immunabwehr verbessern.
Nach dem Trockenbürsten folgt das ausgiebige Wechselduschen. Sie duschen so lange mit heißem Wasser, bis der ganze Körper durchwärmt ist. Danach duschen Sie mit kaltem Wasser die einzelnen Körperabschnitte nach folgendem Schema: rechtes Bein – linkes Bein – rechter Arm – linker Arm – Bauch – Brust – Gesicht – Rücken.

In der ersten Zeit drehen Sie die Wassertemperatur auf lauwarm, dann auf kühl und schließlich auf kalt, um die Haut allmählich an den Kältereiz zu gewöhnen. Hinterher duschen Sie neuerlich heiß und wiederholen den Vorgang mehrere Male.
Zuletzt reiben Sie den Körper intensiv trocken.
Eine weitere Wirkungssteigerung läßt sich dadurch erzielen, daß man nach dem Duschvorgang den Körper »lufttrocknen« läßt. Das heißt praktisch: Sie steigen in nassem Zustand aus der Badewanne (oder Duschkabine) und stellen sich vor ein geöffnetes Fenster, so lange, bis Sie zu frösteln beginnen. Das Frösteln zeigt an, daß Ihre Körpertemperatur mit der Lufttemperatur in Einklang gekommen ist. Durch gymnastische Übungen – gleich welcher Art – können Sie diesen Vorgang beschleunigen. Danach trocknen Sie sich ab und beginnen fröhlich den neuen Tag.
Dieses Abhärtungsprogramm kann Ihre Abwehrkraft auf ungeahnte Weise steigern und Ihre Lebensqualität nachhaltig verbessern.

Weitere althergebrachte Methoden zur unspezifischen Abwehrsteigerung sind:

- *Die Vaccinetherapien:* »Vaccine« sind Impfstoffe, die dem Körper in steigender Dosierung zugeführt werden, um das Immunsystem zu mobilisieren. Dabei wird zum einen die Cuti-Vaccine-Impfung angewendet. Es handelt sich hierbei um eine uralte Behandlungsmethode, die darin besteht, daß ein bakterieller Impfstoff in einen handflächengroßen Hautbezirk eingerieben wird. Der Wirkstoff wird über die Haut aufgenommen und regt verschiedene Immunzellen zur Tätigkeit an.
Zum anderen wird die Immun-BCG-Impfung verabreicht. Diese Behandlung beruht auf dem Prinzip der bekannten

Tuberkulose-Impfung: Durch mehrmalige Verabreichung des Tuberkulose-Impfstoffs in mehrmonatigen Abständen wird eine außerordentlich starke Aktivierung des körpereigenen Abwehrsystems erzielt.

- *Die Fieberbehandlung:* Dies ist eine der ältesten und sicherlich besten Therapien zur Abwehrsteigerung. Mittels Injektion spezieller Impfstoffe oder durch äußerliche Wärmezufuhr mittels heißer Bäder oder Mikrowellenbestrahlungen kommt es zu einer intensiven Immunmodulation.

5 Fit und immun mit Dr. med. Exel

Nun wissen Sie alles über Grippe und Erkältungskrankheiten, über deren Entstehung, über erfolgreiche Selbstbehandlung und die Maßnahmen des Arztes. Sie sind sozusagen Experte in eigener Sache geworden. Bleibt noch eine Frage offen: Läßt sich das Malheur vielleicht verhindern? Antwort: Mit gewissen Einschränkungen – ja!
Wie das menschliche Abwehrsystem funktioniert, wurde ausführlich erklärt. Unsere Immunlage aber spielt die Schlüsselrolle bei der Vorbeugung. Je besser sich der Organismus zur Wehr setzen kann, desto geringere Chancen haben Viren und andere Erreger (etwa Pilze), Krankheiten auszulösen.

Stärken Sie Ihre Abwehr!

Wir sind durchaus in der Lage, unsere Körperabwehr sowohl aktiv als auch passiv zu stärken. Was schwächt die Immunlage? Allein die Antwort darauf erklärt bereits pas-

sive Maßnahmen. Es sind die Sünden des Alltags: Zigarettenrauchen, zuviel Alkohol, Fehl- und Überernährung, Bewegungsmangel, schädlicher Streß.
Schon wissen Sie, was grundsätzlich zu tun wäre: nicht rauchen, sparsam mit Alkohol umgehen, mäßig und vernünftig essen. Durchaus keine weltbewegende Neuigkeit. Unzählige Male gehört und gelesen, aber leider nie in die Tat umgesetzt!
Aber Sie erwarten von uns weniger Ermahnungen als ganz konkrete Ratschläge, Patentrezepte gleichermaßen. Kein Problem, wir liefern sie. Gleich einmal zum Thema Bewegungsmangel:
Bewegungstraining gehört grundsätzlich zu den wichtigsten und wirkungsvollsten Methoden, die Körperabwehr bärenstark zu machen, jedoch nur bei entsprechend vorsichtigem Aufbau. Denn Überanstrengung wiederum schwächt die Immunsituation. Der Schuß ginge nach hinten los.
Also muß über Sporttauglichkeit zuallererst ein Arzt entscheiden. Dafür genügt ein einfacher Gesundheits-Check mit kleinem Laborbefund (Senkung, Blutfettwerte, Harnsäure, Blutzucker, Leberwert, Harnuntersuchung), einem EKG, eventuell Lungenfunktionstest (Raucher und Mitraucher!) sowie der Untersuchung durch den Arzt. Bestimmte Schäden müssen erst behoben werden, ehe Sport in Frage kommt. Steht einmal fest, daß der Organismus zwar untrainiert, aber gesund ist, legen Sie selbst das Aufbauprogramm an Hand von Tests fest, die ohne Schwierigkeiten daheim oder auf einem Sportplatz durchgeführt werden können. Wir haben für Sie je einen Test im Freien und einen für die Wohnung ausgewählt.

Cooper-Test

Populärste und beste Überprüfungsmethode der körperlichen Fitneß ist wohl der Zwölf-Minuten-Lauftest des amerikanischen Internisten Dr. Kenneth Cooper (er ist zudem Astronautenbetreuer). Cooper hat seinen Test wissenschaftlich exakt ausgeklügelt und auf Basis neuartiger Trainingsprogramme entwickelt. In den USA geht man nicht mehr bloß joggen, man absolviert seinen »Cooper«.

Für den Test wählen Sie am besten eine 400-Meter-Laufbahn auf einem Sportplatz, eine genormte Strecke also, um die in zwölf Minuten geschafften Meter genauer bestimmen zu können. Darum geht es nämlich beim Cooper-Test: herauszufinden, welche Strecke in der vorgegebenen Zeit absolviert werden kann.

- Laufen Sie *weniger als 1,6 Kilometer,* fallen Sie in die Kategorie »sehr schlecht«. Genieren Sie sich dann aber nur ja nicht! Es geht hier nicht um Leistung, nicht darum, »es« jemandem zu zeigen! Sie denken während des Laufs (Anfänger können ruhig dazwischen immer wieder gehen) ausschließlich an sich selbst! Sie wollen wissen, wie Sie künftig in Schwung kommen können. Nichts sonst zählt! Ihr Aufbauprogramm nimmt auf die körperlichen Voraussetzungen Rücksicht.
- Wer *zwischen 1,6 und 2 Kilometer* schafft, ist zwar ein bißchen besser, aber noch immer »schlecht«. Er muß also auch konsequent trainieren, um Fitneß bzw. die Körperabwehr zu steigern, und sein Programm brav durchführen.
- *Zwischen 2 und 2,4 Kilometer* heißt das Prädikat »mäßig«. Das ist schon besser, aber Sie sollten zumindest die Kategorie »gut« erreichen. Das jedoch heißt, zwischen 2,4 und 2,8 Kilometer in zwölf Minuten laufen zu können. Dann sind Sie in guter Verfassung. Coopers Aufforderung

Übungsprogramm – Gruppe I

Laufen

Woche	Entfernung (km)	Gehen/ Laufen	Zeitziel (Minuten)	Übungstage pro Woche	Punkte pro Woche
1.	1,6	Gehen	13:30	5	10
2.	1,6	Gehen	13:00	5	10
3.	1,6	Gehen	12:45	5	10
4.	1,6	Gehen/Laufen	11:45	5	15
5.	1,6	Gehen/Laufen	11:00	5	15
6.	1,6	Gehen/Laufen	10:30	5	15
7.	1,6	Laufen	9:45	5	20
8.	1,6	Laufen	9:30	5	20
9.	1,6	Laufen	9:15	5	20
10.	1,6	Laufen	9:00	3	
	und				21
	2,4	Laufen	16:00	2	
11.	1,6	Laufen	8:45	3	
	und				21
	2,4	Laufen	15:00	2	
12.	1,6	Laufen	8:30	3	
	und				24
	2,4	Laufen	14:00	2	
13.	1,6	Laufen	8:15	3	
	und				24
	2,4	Laufen	13:30	2	
14.	1,6	Laufen	7:55	3	
	und				27
	2,4	Laufen	13:00	2	
15.	1,6	Laufen	7:45	2	
	und				
	2,4	Laufen	12:30	2	30
	und				
	3,2	Laufen	18:00	1	
16.	2,4	Laufen	11:55	2	
	und				31
	3,2	Laufen	17:00	2	

Übungsprogramm – Gruppe II

Laufen

Woche	Entfernung (km)	Gehen/Laufen	Zeitziel (Minuten)	Übungstage pro Woche	Punkte pro Woche
1.	1,6	Gehen	13:30	5	10
2.	1,6	Gehen	12:45	5	10
3.	1,6	Gehen/Laufen	11:45	5	15
4.	1,6	Gehen/Laufen	11:00	5	15
5.	1,6	Gehen/Laufen	10:30	5	15
6.	1,6	Laufen	9:45	5	20
7.	1,6	Laufen	9:15	5	20
8.	1,6	Laufen	9:00	3	21
	und				
	2,4	Laufen	16:00	2	
9.	1,6	Laufen	8:45	3	21
	und				
	2,4	Laufen	15:00	2	
10.	1,6	Laufen	8:15	3	24
	und				
	2,4	Laufen	13:30	2	
11.	1,6	Laufen	7:55	3	27
	und				
	2,4	Laufen	13:00	2	
12.	1,6	Laufen	7:45	2	30
	und				
	2,4	Laufen	12:30	2	
	und				
	3,2	Laufen	18:00	1	
13.	2,4	Laufen	11:55	2	31
	und				
	3,2	Laufen	17:00	2	

Übungsprogramm – Gruppe III

Laufen

Woche	Entfernung (km)	Gehen/Laufen	Zeitziel (Minuten)	Übungstage pro Woche	Punkte pro Woche
1.	1,6	Gehen	12:45	5	10
2.	1,6	Gehen/Laufen	11:00	5	15
3.	1,6	Gehen/Laufen	10:30	5	15
4.	1,6	Laufen	9:30	5	20
5.	1,6	Laufen	9:15	5	20
6.	1,6 und 2,4	Laufen Laufen	8:45 15:00	3 2	21
7.	1,6 und 2,4	Laufen Laufen	8:30 14:00	3 2	24
8.	1,6 und 2,4	Laufen Laufen	7:55 13:00	3 2	27
9.	1,6 und 2,4 und 3,2	Laufen Laufen Laufen	7:45 12:30 18:00	2 2 1	30
10.	2,4 und 3,2	Laufen Laufen	11:55 17:00	2 2	31

lautet dann: Das Erreichte erhalten, wie bisher weitermachen!

- Um als »sehr gut« eingestuft zu werden, sind übrigens *mehr als 2,8 Kilometer* Laufleistung erforderlich. Aber das ist nur noch etwas für Ehrgeizige.

Grundsätzlich trainieren Sie sich nach einem Punktesystem an die nächstbessere Gruppe heran. Ziel sollte am Ende ein Punktewert von jeweils mehr als 30 pro Woche sein. Entnehmen Sie bitte Ihr persönliches Programm vorstehenden Tabellen, wobei Gruppe I »sehr schlecht« bedeutet, Gruppe II »schlecht« und Gruppe III »mäßig«. Gruppe IV heißt, daß die Kondition paßt.
Ein Erhaltungsprogramm könnte so aussehen: Sechsmal wöchentlich 1,6 Kilometer unter acht Minuten laufen (die paar Minuten sollten doch täglich übrigbleiben!), fünfmal 2,4 Kilometer unter zwölf Minuten oder dreimal 3,2 Kilometer unter 16 Minuten. Natürlich zählen auch regelmäßiges Radfahren, Schwimmen und im Winter Skilanglauf.

Jet-Piloten-Test

Hier wurde eine Anleihe beim Konditionstraining der deutschen Luftwaffenpiloten genommen; der Test ist ebenfalls wissenschaftlich überprüft und auch für Normalsterbliche leicht umsetzbar, mit einem entscheidenden Plus: er kann daheim stattfinden. Er beinhaltet automatisch gleich das ganze Trainingsprogramm. Die Piloten üben auch danach – denn für sie wäre Infektionsanfälligkeit gleichbedeutend mit verminderten Berufschancen.
Der Test besteht aus acht Übungen, die in siebeneinhalb Minuten absolviert werden. Eine halbe Minute üben, eine halbe Minute Pause.
Das Training beansprucht sehr viele Muskelgruppen. Es vermeidet jede Einseitigkeit, was ja für Büromenschen besonders wichtig ist. Apropos Büro: Natürlich kann auch am Arbeitsplatz trainiert werden. Der Platzbedarf ist mini-

mal. Vielleicht schließen sich mehrere Kolleginnen und Kollegen zu Trainingsgruppen zusammen?
Gewertet wird bei jeder Übung die Anzahl der Wiederholungen mal einem Multiplikator, der sich der Schwierigkeit der jeweiligen Übung anpaßt. Schaffen Sie also von einer Übung 20 Wiederholungen in 30 Sekunden und beträgt der Multiplikator 10, so haben Sie bei dieser Übung 200 Punkte erreicht.
Testbewertung: Sehr gute Kondition bei mehr als 1850 Punkten (18- bis 35jährige) bzw. mehr als 1600 Punkten (mehr als 35jährige und Frauen). Gute Kondition bei mehr als 1600 bzw. mehr als 1350 Punkten. Ausreichende Kondition unter 1350 bzw. 1100 Punkten. Ältere Frauen dürfen von der Punkteanzahl der zweiten Altersklasse noch im Schnitt 100 Punkte abziehen.
Nun zur näheren Erklärung der einzelnen Übungen, die zum Beispiel in Österreich der bekannte Sportlehrer und Exleichtathlet Herbert Janko für Hobbysportler und Profis gleichermaßen nutzt:

- *Übung 1:* Grätschstellung, die Arme hochheben, nun Rumpfbeuge vorwärts. Die Hände sollen den Boden berühren. Gestärkt wird dadurch die Rückenmuskulatur; gefördert werden Beweglichkeit der Wirbelsäule und der Hüftgelenke. Anzahl der Rumpfbeugen mit 10 multiplizieren.
- *Übung 2:* Auf den Bauch legen. Arme hochheben. Nun Arme, Beine, Kopf und Brust so weit wie möglich vom Boden abheben. Das nützt den Bauch-, Gesäß- und Oberschenkelmuskeln. Wiederholungen mal 12.
- *Übung 3:* Auf den Rücken legen, die Arme hinter dem Kopf verschränken. Dann zu gerader Sitzhaltung aufrichten. Ebenfalls kräftigend für Bauch-, Gesäß- und Oberschenkelmuskeln, aber auch für den bei Büromenschen so

verspannungsanfälligen Lendenbereich (viele Ischiasbeschwerden beruhen ausschließlich auf verspannten Muskeln in der Lendenregion). Wiederholungen mal 12.

- *Übung 4:* Sprünge auf der Stelle, die Beine dabei anziehen. Gekräftigt wird die Beinmuskulatur. Diese Übung dient auch der Kreislaufstärkung bzw. ist sie ein sehr gutes Ausdauertraining. Wiederholungen mal 6.
- *Übung 5:* Kniebeugen, wobei die Knie nach außen gespreizt werden. Gut für Bein- und Gesäßmuskeln. Zahl der Kniebeugen mal 10.
- *Übung 6:* Schnelles Gehen auf der Stelle. Abwechselnd wird ein Bein bis an die Gürtellinie angezogen. Für Bein- und Gesäß- sowie Rückenmuskulatur. Anzahl der Schritte mal 4.
- *Übung 7:* Liegestütz – das heißt, Arme beugen und strecken. Kräftigt Arm- und Brustmuskeln. Wiederholungen mal 12.
- *Übung 8.* Leichte Grätschstellung, die Arme hochheben und vorn gegeneinander kreisen. Stärkt die Brustmuskulatur und dient der größeren Beweglichkeit des Schultergürtels. Wiederholungen mal 4.

Atmen gegen Streß

Seelische Unausgeglichenheit – hervorgerufen durch private oder berufliche Probleme – schwächt die Körperabwehr – eine eindeutig belegte Tatsache. Regelmäßige Bewegung ist der eine Weg, ruhiger zu werden, Streß abzubauen, dazu natürlich auch eine Möglichkeit des direkten Kampfs gegen Viren: Gut belüftete Lungen sind bei weitem nicht so infektionsanfällig wie jene von Stubenhockern. Als Zusatzmaßnahme (nicht entweder – oder!) empfehlen

wir Ihnen Heilatmen. Das klingt komplizierter, als es ist. Sie erlernen die Technik spielend leicht: flach auf den Rücken legen, ein Telefonbuch auf den Bauch legen. Nun tief und zügig durch die Nase ein-, dann sofort ganz langsam und gegen den Widerstand der Lippenbremse wieder ausatmen. Führen Sie rund 30 derartiger Atemzüge durch und zählen Sie jeden mit. Auch das dient der Entspannung – Mitzählen lenkt ab und läßt Sie wenigstens in diesen Minuten Sorgen vergessen.
Die meisten Menschen erholen sich zum Glück ohnedies sehr rasch. Wer unsere Atemübungen konsequent täglich macht, wird den Nutzeffekt schon nach sehr kurzer Zeit spüren. Sie können die unmittelbare Auswirkung auf das Herz-Kreislauf-System selbst testen: Messen Sie vor dem Training Ihren Ruhepuls. Nach einigen Tagen der Übung wird er, sofern vorher zu hoch, deutlich abgesunken sein. Heilatmen schützt die Lunge vor Infektionen. Vor allem jene werden davon profitieren, die an Bronchitis oder sogar asthmaähnlichen Atembeschwerden leiden. Halten Sie sich aber bitte an den Ausspruch des Schriftstellers Erich Kästner: »Es gibt nichts Gutes, außer man tut es . . .«

So beugen die Chinesen vor

Uns ist die fernöstliche Mentalität weitgehend fremd. Daher lassen sich nicht alle Maßnahmen, mit denen etwa die Chinesen seit alters her Gesundheitspflege betreiben, bei uns umsetzen. Aber ein kleines chinesisches Übungsprogramm zur Stärkung des Immunsystems wollen wir Ihnen doch nicht vorenthalten. Ausgangshaltung ist immer der sogenannte Schneidersitz. Auf den Fußboden oder auf einen Hocker setzen.

- *Übung 1:* Bei der ersten Übung massieren beide Hände 20mal die Ohrenränder.
- *Übung 2:* Klappern Sie 40mal leicht mit den Zähnen. Die Übung kräftigt auch die Zähne und soll Zahnleiden verhüten helfen.
- *Übung 3:* Die Zunge im Mund innerhalb und außerhalb der Zahnreihen nach links und nach rechts je 20mal kreisen lassen. Dabei wird vermehrt Speichel erzeugt, den Sie nicht schlucken, sondern für die nächste Übung aufheben.
- *Übung 4:* Den Mund nun schließen, mit dem angesammelten Speichel gurgeln, dann in kleinen Portionen schlucken. Der tiefere Sinn dieser für uns wahrscheinlich nicht ganz appetitlichen Methode liegt unter anderem in der besseren Verdauung. Im Speichel befinden sich nämlich Enzyme, die entscheidend an der Zerlegung unserer Nahrung beteiligt sind. Darüber hinaus dient die Übung als Vorbeugung gegen üblen Mundgeruch und Halsschmerzen.
- *Übung 5:* Reiben Sie die Daumenrücken gegeneinander warm und massieren damit anschließend 20mal den Nasenrücken. Ideal als Vorbeugung gegen Erkältungskrankheiten bzw. deren Symptome wie Schnupfen, Juckreiz.
- *Übung 6:* Gesichtsmassage: Beide Handflächen gegeneinander warmreiben, dann die Hände von der Stirn entlang beiderseits des Nasenrückens nach unten bis zum Unterkiefer führen. Von dort über die Wangen zur Stirne zurück. Auf und ab – 40mal. Die Übung fördert die Gesichtsdurchblutung und schützt vor Nebenhöhlenentzündungen.
- *Übung 7:* Beide Hände hinter dem Nacken verschränken. Nach oben schauen, während der Kopf nach hinten geneigt wird. Die Hände leisten nun dem Nacken, der nach hinten gedrückt wird, Widerstand. Jeweils zehn Sekunden

drücken, dann lockern. Zehnmal wiederholen. Gegen verspannungsbedingte Beschwerden, Nackensteife, Kopfweh.

- *Übung 8:* Ellbogen leicht beugen, die Hände zur Faust schließen, dann den Arm abwechselnd nach vorn und nach hinten bewegen. 20mal wiederholen. Diese Übung kräftigt nach chinesischer Heilphilosophie die Funktion der Eingeweide. Und Sie haben bereits gelesen: Menschen mit gesundem Darm neigen kaum zu Erkältungskrankheiten ...
- *Übung 9:* Den Zeigefinger auf den Mittelfinger legen und in der Gegend des Gelenks zwischen Darmbein und Kreuzbein hin und her massieren. 40mal. Fördert die Durchblutung des Beckenbodens und beugt den im Zuge von grippalen Infekten häufig auftretenden Kreuzschmerzen vor.

Akupressur-Kurs

Führen Sie nun noch einen kleinen Akupressur-Kurs durch. Die angegebenen Punkte werden sowohl zur Vorbeugung als auch im Falle bereits bestehender Beschwerden gedrückt. Wirkung darf vor allem dann erwartet werden, wenn sich erst der Beginn einer Erkältung abzeichnet. Fieber und massivere Beschwerden reagieren auf diese Art der Behandlung nicht mehr zufriedenstellend.

- *Übung 1:* Suchen Sie auf der Fußsohle einen Punkt, der in der Mitte des vorderen Drittels liegt. Er liegt auf dem sogenannten Nieren-Meridian und wird N 1 genannt. Meistens ist diese Stelle deutlich druckempfindlicher als die Umgebung – das gilt übrigens für alle Akupressurpunkte! Den Punkt N 1 auf beiden Füßen je eine Minute lang mit dem Daumen kräftig kreisförmig massieren.

- *Übung 2:* Massieren Sie mit dem Zeigefinger eine halbe Minute lang jenen Punkt, der zwischen den beiden Schlüsselbeinen liegt. Man nennt die Stelle »incisura iugularis«. Als Einleitung einer Erkältung tritt nicht selten ein Gefühl auf, als würde ein Knödel im Hals stecken. In diesem Fall unbedingt den beschriebenen Punkt drücken.
- *Übung 3:* Herzberuhigend und kreislaufstärkend wirkt konstanter Druck auf den Punkt H 7 (Herz-Meridian). Sie finden ihn an der inneren Handgelenkquerfalte auf der Seite des kleinen Fingers. Sie ertasten dabei einen kleinen Knochenvorsprung (Erbsenbein). Hier fest drücken, eine halbe Minute lang.
- *Übung 4:* Und wieder etwas für die im Zusammenhang mit Erkältungen so wichtige Verdauung: konstanter Druck auf den Punkt Di 4 (Dickdarm-Meridian) – Daumen und Zeigefinger gegeneinander pressen. Dabei bildet sich auf der Verlängerung des Zeigefingers ein Muskelwulst. An dessen höchster Stelle liegt der gesuchte Punkt. Orientieren Sie sich auch hier wiederum am Schmerz, der diesen Punkt von seiner Umgebung meist deutlich unterscheidet.

Abschließend sei noch einmal festgehalten: Grippe ist heilbar, Grippe ist vermeidbar und vor allem – Grippe ist eine sinnreiche Einrichtung der Natur, auch wenn wir das oft nicht erkennen, geschweige denn akzeptieren wollen. Jede Krankheit hat einen Sinn! Wenn Sie diesen Sinn nicht erkennen, so versuchen Sie, ihr einen Sinn zu geben – auch der Grippe!

Anhang

Dinah Heydarian: Helfer der Gesundheit – Vitamin C und Co

In jedem Lebensalter und in allen Lebenssituationen fordert unser Körper ein bestimmtes Quantum an Vitaminen – oft mehr, als wir vermuten würden –, um die Gesundheit zu gewährleisten. Ein gesunder Körper wird, ohne ausreichend mit den richtigen Vitaminen versorgt zu sein, nicht lange gesund bleiben können. Um so mehr, wenn uns einmal eine Grippe »erwischt« hat. Dann wird der Tribut an Vitaminen schon sehr hoch. Besonders dem Vitamin C kommt in Zeiten der Erkrankung eine außergewöhnliche Bedeutung zu. Es wird als der große Feind von Mikroben, Viren, Parasiten und der sogenannten »freien Radikale« betrachtet. Aber auch Wirkung und Funktion vieler anderer Vital- und Mineralstoffe sind ohne Vitamin C nicht optimal.
Die wenigsten von uns denken daran, rechtzeitig und täglich genügend Vitamine aufzunehmen, um damit die Abwehrkraft des Körpers zu stärken. Wir alle kennen die Methode – und haben sie sicher selber schon praktiziert –, bei Grippe rasch einige Zitronen auszupressen oder Vitamin C aus der Apotheke zu besorgen und dann nur noch zu hoffen, daß die Grippe rasch vorbeigeht. Natürlich ist das auch ein Weg, wenigstens sein schlechtes Gewissen, viel zu lange nichts für die Gesundheit getan zu haben, zu beruhigen. Aber viel vernünftiger wäre es, den Körper rechtzeitig durch ausreichende Vitaminzufuhr für Krankheitszeiten abwehrbereit zu machen.
Wie können wir nun Vitalstoffe unserem Körper zuführen? Da

gäbe es die Möglichkeit, im Reformhaus oder in der Apotheke irgendein Multivitamin-Präparat zu besorgen. Aber wissen wir auch, welche Menge an Vitaminen unser Körper benötigt? Das wieder hängt sehr von vielen Faktoren wie Alter, Rauchen, Streß, Beruf, gesundheitlichem Gesamtzustand ab.
Der natürlichste Weg, Vitamine in ausreichendem Verhältnis zueinander aufzunehmen, ist seit Adams Zeiten der Weg über die richtige, ausgewogene Ernährung. Dazu ist es aber notwendig, die ernährungsphysiologisch wertvollsten Nahrungsmittel auszuwählen und auf schonendste Lagerung und Verarbeitung zu achten. Frisches Obst und Gemüse, großzügiger Verbrauch von Getreide und Getreideprodukten, Fisch, aber auch in geringen Mengen Fleisch sind Garanten für die ausreichende Vitaminzufuhr. Wenn man noch auf die Naturbelassenheit der Lebensmittel achtet, hat man wirklich sehr viel getan, sich gesund zu erhalten.
Vitaminreiche Nahrung kann helfen, eine Grippe, aber auch andere Krankheiten leichter zu bewältigen und rascher gesund zu werden. Verschiedene Rezepte in diesem Buch sollen Ihre Freude am Kochen vitaminreicher und vollwertiger Speisen anregen. Bitte beachten Sie: Alle Nährwertangaben unter den Rezepten beziehen sich auf eine Portion.
Gesunde Ernährung muß nicht langweilig und geschmacklos sein. Sie kann ein Gaumengenuß sein und Ihnen trotzdem den Weg zu einem gesunden Leben ebnen.

Zeichenerklärung

kcal	=	Kilokalorien	kg	=	Kilogramm
kJ	=	Kilojoule	g	=	Gramm
F	=	Fett	l	=	Liter
EW	=	Eiweiß	ml	=	Milliliter
KH	=	Kohlenhydrate	EL	=	Eßlöffel
BE	=	Broteinheit	TL	=	Teelöffel

Vitamingetränke

Sie sollen vor allem vor den Mahlzeiten oder als Zwischenmahlzeit getrunken werden. Sie sind geeignet, den Flüssigkeitsbedarf des Körpers zu regulieren und durch die Vielfalt der Gemüse- und Obstsorten, zumeist gekühlt getrunken, auch die verschiedenen Geschmäcker zufriedenzustellen. Wir tanken damit Vitamine und Mineralstoffe in der angenehmsten Form.

Tomaten-Joghurt-Drink

2 Portionen

500 g Tomaten
1 Becher Joghurt
Worcestersauce
Basilikumblätter
Salz
Pfeffer

Tomaten mit heißem Wasser übergießen und die Haut abziehen, die Kerne entfernen. Basilikumblätter gut waschen. Alle Zutaten in einem Mixer glattmixen und mit einem Basilikumblatt garnieren. In einem Longdrinkglas auf Eiswürfel aufgießen.

kcal: 136, kJ: 571, F: 5,2 g, EW: 7,3 g, KH: 13 g, BE: 1

Rote-Bete-Apfel-Drink

2 Portionen

300 g rote Bete
300 g saftige Äpfel
1 Prise Ingwer
Saft einer ganzen Zitrone

Die rote Bete mit einer Bürste gut abbürsten, schälen und in Stücke schneiden. Äpfel gut waschen, nicht schälen, entkernen und in Stücke schneiden. In der Saftpresse entsaften und mit Ingwer würzen. Eine Zitrone auspressen und den Saft mit dem Fruchtfleisch zum Rote-Bete-Apfel-Drink geben. Kühl servieren.

kcal: 142, kJ: 596, F: 0,7 g, EW: 6,7 g, KH: 22 g, BE: 1,8

Honig-Erdnußmilch 2 Portionen

$^1/_2$ l Trinkmilch
2 EL Blütenhonig
2 EL gemahlene Erdnüsse
Zimt

Alle Zutaten gut verrühren und mit Zimt abschmecken. Gut gekühlt servieren.

kcal: 320, kJ: 1346, F: 13,8 g, EW: 10,7 g, KH: 17 g, BE: 1,4

Möhren-Radieschen-Drink 2 Portionen

400 g Möhren
300 g Radieschen
1 kleiner Apfel
Salz, Pfeffer
Zitronensaft
1 TL Rosinen

Möhren, Radieschen und Apfel waschen, nicht schälen, und entsaften. Rosinen in Zitronensaft einweichen. Den Saft salzen und pfeffern, gut kühlen. Die Rosinen mit dem Zitronensaft auf beide Gläser verteilen und mit dem Saft aufgießen. Das Glas mit einer Zitronenscheibe garnieren.

kcal: 187, kJ: 785, F: 1 g, EW: 7,5 g, KH: 35 g, BE: 2,9

Gemüsedrink 2 Portionen

200 g Möhren
200 g Rettich
200 g Knollensellerie
Mineralwasser
je 1 Bund Petersilie und Schnittlauch
Salz, Pfeffer
Tomatenketchup

Das Gemüse und die Kräuter putzen und waschen. Von den Kräutern nicht nur die Blätter, sondern auch die Stiele verwenden. Alles entsaften, mit Salz, Pfeffer und Ketchup würzen und mit Mineralwasser aufgießen. Mit einem Petersilienblatt garnieren.

kcal: 57, kJ: 239, F: 0,7 g, EW: 3,7 g, KH: 9 g, BE: 0,7

Erdbeer-Bananen-Getränk 2 Portionen

300 g Erdbeeren
100 g Banane
200 g Buttermilch
1 EL Honig, Zitronensaft

Die Erdbeeren gut waschen und abtropfen. Mit der Banane und den anderen Zutaten mixen und mit Zitronensaft würzen.

kcal: 128, kJ: 537, F: 1,1 g, EW: 5 g, KH: 23 g, BE: 1,9

Melonendrink 2 Portionen

500 g Zuckermelone
250 ml rosa Grapefruitsaft
Saft und Fleisch von
2 Zitronen
4 Gewürznelken

Grapefruit und Zitronen auspressen, die Kerne herauslösen und das Fruchtfleisch mitverwenden. Melone und Saft im Mixer gut mixen. In ein hohes Glas je 2 Gewürznelken legen und mit dem Drink aufgießen. Mit einem Tupfer Schlagsahne garnieren.

kcal: 201, kJ: 844, F: 0,4 g, EW: 4 g, KH: 56 g, BE: 2,3

Suppen

Suppen sind ganz ausgezeichnet zur Sättigung geeignet. Außerdem helfen sie mit, dem Körper Flüssigkeit und wertvolle Mineralsalze zur Verfügung zu stellen. Sie tragen, an kalten wie auch an heißen Tagen, zum Wohlbefinden bei.

Gemüsesuppe »Julienne« mit Käse 4 Portionen

3 Suppengrün
1 l Gemüsebrühe
3 Ecken Rahmkäse
Salz, Pfeffer
20 ml Öl
Zitronensaft
Liebstöckl
Petersilie und Schnittlauch

Suppengrün putzen, waschen, schälen und feinstreifig schneiden. Öl erhitzen und das Gemüse darin gut anrösten. Mit der Gemüsebrühe aufgießen, salzen und bißfest kochen. Die Käseecken in der Suppe zerfließen lassen, mit Pfeffer und Zitronensaft abschmecken. Eine Handvoll Liebstöckl, Petersilie und Schnittlauch putzen, waschen, feinhacken und über die Suppe streuen.

kcal: 155, kJ: 651, F: 10,5 g, EW: 2,6 g, KH: 4,5 g, BE: 0,3

Fischsuppe »Meridian« 4 Portionen

300 g Dorschfilet
100 g Möhren
100 g Stangensellerie
50 g Zwiebel
2 EL Tomatenketchup
150 g Kartoffel
20 ml Öl
Gemüsebrühe
Salz
Pfefferkörner
Wacholderbeeren
1 Lorbeerblatt
Sellerieblätter
Zitronensaft

Gemüse waschen, schälen und kleinschneiden. Kartoffel und Fisch kleinwürfelig schneiden. Feingehackte Zwiebel im heißen Öl glasig rösten, das Gemüse und die Kartoffel dazugeben und mit Gemüsebrühe aufgießen. Salz, Pfefferkörner, Wacholderbeeren und das Lorbeerblatt dazugeben und alles fast weich garen. Ehe das Gemüse weich ist, werden die Fischstücke dazugegeben. Das Ganze noch einige Minuten ziehen lassen. Mit Tomatenketchup und Zitronensaft abschmecken. Sellerieblätter ganz feinhacken und zum Schluß in die Suppe geben. Dazu Vollkorntoastbrot reichen.

kcal: 152, kJ: 639, F: 5,4 g, EW: 15 g, KH: 9,2 g, BE: 0,7

Kalte Sommersuppe 4 Portionen

500 g Salatgurke
4 Knoblauchzehen
50 g Jungzwiebel
$^1/_2$ l Trinkmilch
100 g Crème fraîche
Zitronensaft und -schale
Pfeffer, Salz
2 EL gehackte Dillspitzen

Milch und Crème fraîche gut abrühren. Knoblauch mit Salz zu einer glatten Creme zerdrücken. Die Gurken waschen und mit der Schale verarbeiten. 4 Scheiben zur Garnitur schneiden und den Rest auf einer Gemüseraffel fein raffeln. Alles zusammen gut verrühren, reichlich pfeffern und den gehackten Dill daruntermengen. In Suppenteller füllen und mit je einer Gurkenscheibe belegen. Eiskalt servieren.

kcal: 173, kJ: 726, F: 12,2 g, EW: 5,6 g, KH: 9,3 g, BE: 0,7

Blumenkohlcremesuppe mit Hafercrosties 4 Portionen

1 Rose Blumenkohl
2 Knoblauchzehen
Salz, Pfeffer
120 g Crème fraîche
Gemüsebrühe
Petersilie, Kresse
20 g Butter
4 EL Vollwerthaferflocken

Blumenkohl zerteilen, waschen und in der Gemüsebrühe bißfest kochen. Den zerdrückten Knoblauch, Crème fraîche und Pfeffer hinzufügen und mit einem Handmixer cremig mixen. Kurz aufkochen lassen und reichlich mit gehackter Petersilie und Kresse bestreuen. Butter in einer Pfanne erhitzen, die Haferflocken darin knusprig rösten und zur Suppe reichen.

kcal: 190, kJ: 800, F: 14,2 g, EW: 5,2 g, KH: 10,4 g, BE: 0,8

Französische Zwiebelsuppe 4 Portionen

600 g Zwiebeln
20 ml Olivenöl
1 l Gemüsebrühe
etwas Worcestersauce
Salz, Pfeffer
Schnittlauch
4 Scheiben Weißbrot
2 Scheiben Toastkäse
1/4 l Weißwein

Die Zwiebeln feinschneiden. In heißem Fett langsam weichdünsten lassen, bis sie eine goldgelbe Farbe angenommen haben. Mit der Gemüsebrühe und dem Weißwein aufgießen und bei nicht zu großer Hitze zirka 30 Minuten garen. Die Weißbrotscheiben toasten. Die fertige Suppe in feuerfeste Suppenschalen gießen, mit dem Toastbrot und je einer halben Käsescheibe belegen. Im Backrohr überbacken, bis der Käse geschmolzen ist. Mit reichlich Schnittlauchröllchen bestreuen.

kcal: 192, kJ: 806, F: 8,6 g, EW: 6 g, KH: 20,7 g, BE: 1,7

Klare Gemüsesuppe mit Kräuterfrittaten 4 Portionen

3 Suppengrün
1 Ei
2 EL Mehl
Salz, Pfeffer
3 EL Wasser
Petersilie, Schnittlauch
Liebstöckl
Sellerieblätter
Kerbel
20 g Butter

Suppengrün putzen, waschen und in 1 l Wasser mit Salz und Pfeffer weichkochen, abseihen. Aus dem Ei, Mehl, Wasser und einem Teil der feingehackten Kräuter einen glatten Backteig rühren und in heißer Butter dünne Pfannkuchen ausbacken. Diese einrollen und in feine Streifen schneiden. In den Teller legen und mit der heißen Suppe aufgießen. Mit den restlichen Kräutern bestreuen.

kcal: 93, kJ: 390, F: 5,8 g, EW: 3,6 g, KH: 6,4 g, BE: 0,5

Möhrensuppe mit Schinken und gerösteten Mandeln 4 Portionen

600 g Möhren
200 g Kartoffeln
30 g Butter
750 ml Gemüsebrühe
1 Zwiebel
1 TL Apfelsirup
50 g Crème fraîche
Salz, Pfeffer, Zitronensaft
50 g Schinken
20 g gehackte Mandeln

Möhren und Kartoffeln waschen, schälen und in dünne Scheiben schneiden. Zwiebel feinhacken und in etwas heißer Butter goldgelb rösten, salzen und mit der Gemüsebrühe aufgießen, weichgaren. Mit dem Mixstab fein pürieren und den Apfelsirup dazurühren. Noch einmal kurz aufkochen lassen, die Crème fraîche in der Suppe zerfließen lassen, mit Zitronensaft abschmecken. Magerschinken in feine Streifen schneiden und die Mandeln hacken. In der restlichen Butter knusprig braten. Auf die Suppenportionen streuen.

kcal: 257, kJ: 1079, F: 15,5 g, EW: 6,1 g, KH: 22,7 g, BE: 1,8

Müslis

Müslis sind für die Menschen die Kraftnahrung schlechthin. Verschiedene Getreide- und Früchtesorten stellen den Großteil aller lebenswichtigen Vital- und Energiestoffe zur Verfügung. Lang anhaltende Sättigung und ein gleichmäßiges Energieangebot helfen uns den Tag optimal zu meistern.

Sommer-Müsli 1 Portion

20 g Dinkelflocken
20 g Haferflocken
200 g Erdbeeren
100 g Sauerkirschen
1 TL Honig
200 g Joghurt
10 g Sesamsamen

Das Obst waschen. Die Erdbeeren vierteln oder achteln, die

Sauerkirschen entkernen. Joghurt mit Honig verrühren. Haferflocken und Sesamsamen in einer beschichteten Pfanne ohne Fett rösten, erkaltet mit den Dinkelflocken mischen. Das Obst darunterheben und mit Joghurt übergießen.

kcal: 459, kJ: 1927, F: 24,9 g, EW: 17,1 g, KH: 55,9 g, BE: 4,6

Corn-flakes-Müsli 1 Portion

150 g Orange
20 g Corn-flakes
100 g Ananas, 1 Feige
Zitronensaft
10 g Pistazien
Pfefferminzblätter

Orange schälen und die Filets aus den Häutchen lösen. Ananas kleinwürfelig schneiden. Pistazien in einer Pfanne ohne Fett rösten. Corn-flakes auf einen Teller geben, Ananaswürfel und die in dünne Spalten geschnittene Feige darübergeben. Die Orangenfilets sternförmig darauflegen. Den anfallenden Fruchtsaft mit dem Zitronensaft mischen und darübergießen. Mit gehackten Pfefferminzblättern bestreuen.

kcal: 283, kJ: 1188, F: 5,9 g, EW: 6,1 g, KH: 35 g, BE: 2,9

Weizenflocken-Müsli 1 Portion

150 g Weizenflocken
15 g Weizenkleie
5 g gehackte Kürbiskerne
100 g Zuckermelone
100 g blaue Weintrauben
100 g Apfel
100 ml Buttermilch
5 g gehackte Walnüsse

Weizenflocken und -kleie mit den gehackten Kürbiskernen mischen. Zuckermelone in kleine Würfel schneiden. Die Weintrauben waschen und je nach Größe halbieren oder vierteln, die Kerne mit einem spitzen Messer entfernen. Getreide und Obst locker mischen. Den feingeriebenen Apfel mit Buttermilch mischen und über das Müsli gießen. Mit gehackten Walnüssen bestreuen.

kcal: 356, kJ: 1495, F: 6,9 g, EW: 11,3 g, KH: 73 g, BE: 6

Bananen-Apfel-Müsli 1 Portion

20 g Weizenkleie
20 g Fünfkornflocken
10 g gehackte Erdnüsse
100 g Banane
100 g Apfel
100 g Erdbeeren
100 ml Milch

Fünfkornflocken, Weizenkleie und die gehackten Erdnüsse mischen und in einen Suppenteller geben. Die Erdbeeren mit der Gabel zerdrücken und den Apfel mit der Schale fein raffeln, mit der Milch gut verrühren. Über das Getreide gießen und mit Bananenscheiben belegen.

kcal: 372, kJ: 1562, F: 10,6 g, EW: 12,3 g, KH: 42 g, BE: 3,5

Sanddorn-Müsli 1 Portion

20 g Dinkelflocken
20 g Haferkleie
50 g Brombeeren
50 g Himbeeren
50 g Heidelbeeren
1 TL Honig
50 ml Schlagsahne
50 ml Trinkmilch
3 EL Sanddornsaft
5 g geröstete Pinienkerne

Beeren waschen und gut abtropfen. Mit den Dinkelflocken und der Haferkleie mischen. Sanddornsaft mit Schlagsahne, Milch und Honig verrühren und über das Müsli gießen. Mit den gerösteten Pinienkernen bestreuen und mit einem Sahnetupfer garnieren.

kcal: 423, kJ: 1776, F: 22,4 g, EW: 9,2 g, KH: 50,4 g, BE: 4,2

Pfirsich-Pflaumen-Müsli 1 Portion

30 g Roggenschrot
10 g Weizenkleie
100 g reife Pfirsiche
100 g Pflaumen
1 TL Apfelsirup
100 ml Kefir
Mark einer Vanilleschote
5 g Kokosraspel

Roggenschrot über Nacht in Wasser einweichen, so daß ein dicker Brei entsteht. Mark einer Vanilleschote, Honig und die Weizenkleie daruntermischen. Pfirsiche mit heißem Wasser übergießen und die Haut abziehen. Pfirsiche und Pflaumen in kleine Stücke schneiden und unter den Getreidebrei mengen. Glattgerührtes Kefir über das Müsli gießen und mit Kokosraspeln bestreuen. Eine halbe Pflaume zum Garnieren verwenden.

kcal: 333, kJ: 1398, F: 7,5 g, EW: 7,5 g, KH: 64 g, BE: 5,3

Salate

Aus unserem täglichen Speisenangebot ist der Salat kaum mehr wegzudenken. Voller Vitamine, ein köstliches Geschmackserlebnis, als Beilage oder als Hauptgericht. Salat ist jedenfalls ein Genuß zu jeder Tageszeit und ein Quell für die Gesundheit.

Radieschen-Eier-Salat

4 Portionen

24 Radieschen
4 hartgekochte Eier
150 g Bärlauch
50 g gehackte Walnüsse

Salatsoße:
1 Becher saure Sahne
20 ml Walnußöl
Saft einer Zitrone
Salz, Pfeffer

Radieschen waschen und mit einem Gemüsehobel in feine Scheiben hobeln. Bärlauch waschen und in Streifen schneiden. Eier in Achtel schneiden und auf die Radieschenscheiben legen, den Bärlauch daraufgeben. Die Salatzutaten gut verrühren und mit Zitronensaft pikant abschmecken. Salatsoße über den Salat gießen und mit den gehackten Walnüssen bestreuen.

kcal: 355, kJ: 1491, F: 30,2 g, EW: 11,1 g, KH: 5,2 g, BE: 0,4

Salat-Cocktail 4 Portionen

1 kleiner Kopfsalat
$^1/_2$ Salatgurke
4 Fleischtomaten
100 g kleine Champignons
1 Kästchen Kresse

Salatsoße:
20 ml Knoblauchöl
$^1/_{16}$ l Rotweinessig
Salz, Pfeffer
3 EL Portwein, Estragon
2 hartgekochte Eigelb

Salatblätter waschen und gut abtropfen lassen. Salatgurke mit der Schale in feine Würfel hacken. Fleischtomaten ebenfalls in kleine Würfel schneiden. Champignons putzen, gut abbrausen und vierteln. Kresse abschneiden, waschen und in einem Küchentuch trockenschleudern. Große Cocktailschalen mit einem oder zwei Salatblättern auslegen, den restlichen Salat in Streifen schneiden und mit den anderen Zutaten in die Cocktailschalen füllen. Eine Salatmarinade bereiten und über den Salat gießen.

kcal: 120, kJ: 504, F: 13,8 g, EW: 5,3 g, KH: 4,6 g, BE: 0,3

Chicorée-Salat 4 Portionen

4 Chicoréeköpfe
1 zarte Lauchstange
8 Mandarinen

Salatsoße:
1 Becher Joghurt
Salz, Pfeffer, Tabasco
aufgefangener Saft der Mandarinen

Chicorées putzen, der Länge nach halbieren und den Strunk keilförmig herausschneiden. Gut waschen und in dünne Streifen schneiden. Den Lauch putzen, waschen und in feine Ringe schneiden. Beide Gemüse mischen und auf Salattellern anrichten. Mandarinenfilets mit einem scharfen, spitzen Messer aus dem Häutchen lösen und auf den Salat auflegen. Die Soßenzutaten gut verrühren und über den Salat gießen.

kcal: 106, kJ: 445, F: 2,9 g, EW: 5,3 g, KH: 15,7 g, BE: 1,3

Avocado-Schinken-Salat 4 Portionen

200 g Radicchio-Salat
100 g Feldsalat
1 reife Avocado
50 g Räucherschinken

Salatsoße:
20 ml Olivenöl
1 Koblauchzehe
1 EL Kapern
Weißweinessig
etwas Wasser
1 Prise Zucker
3 EL Dill

Radicchio putzen, waschen und in mundgerechte Stücke zupfen. Feldsalat putzen, waschen und in einer Salatschleuder oder einem Küchentuch trockenschleudern. Die Avocado längs halbieren, den Stein entfernen und quer in Scheiben schneiden. Eine Salatschüssel mit den Avocadoscheiben auslegen, die Salatblätter darauf verteilen und mit der Salatsoße übergießen. Schinken in feine Streifen schneiden, in einer beschichteten Pfanne ohne Fett knusprig braten und über den Salat streuen.

kcal: 254, kJ: 1066, F: 25,4 g, EW: 5 g, KH: 2,4 g, BE: 0,2

Weißkohlsalat mit Preiselbeeren 4 Portionen

500 g Weißkohl
1 EL Estragonessig
750 ml Wasser
Salz, Kümmel

Salatsoße:
100 g Zwiebel
3 EL Sonnenblumenöl
2 EL Nußessig
1 EL Balsamico
etwas Wasser
Salz, Pfeffer
100 g Preiselbeerkompott
Petersilienblätter
Zitronenscheiben

Den Weißkohl putzen, fein hobeln und waschen. Essig mit Wasser, Salz und Kümmel aufkochen, den Kohl hineingeben und halbweich garen. Abseihen und in eine Salatschüssel geben. Zwiebel feinst hacken. Aus den Salatsoßezutaten eine pikante Marinade rühren, die Zwiebel und Preiselbeermarmelade dazugeben. Über den Weißkohl gießen und gut durchmischen. Etwas ziehen lassen. Mit einer Zitronenscheibe und einem Petersilienblatt garnieren.

kcal: 152, kJ: 638, F: 7,6 g, EW: 2,2 g, KH: 17,6 g, BE: 1,4

Gemüse

Gemüse bietet uns eine unglaubliche Vielfalt. Es läßt sich gut miteinander kombinieren, und den Geschmäckern sind keine Grenzen gesetzt. Ob mit oder ohne Fleisch – Gemüse hat zu jeder Jahreszeit Saison!

Kohlrüben mit Erbsen und Frühkartoffeln 4 Portionen

3 Kohlrüben
500 g ausgelöste Zuckererbsen
Petersilie
50 g Butter
600 g Frühkartoffeln
Salz, Pfeffer
Zitronensaft

Kohlrüben schälen und in Stifte schneiden. Die welken Blätter weggeben, die frischen Blätter waschen und feinhacken. Butter erhitzen und die Kohlrübenstifte mit den gehackten Blättern darin halbweich dünsten, dann die Erbsen dazugeben und mit Salz und Pfeffer weichdünsten. Mit Zitronensaft und Petersilie abschmecken. Dazu Frühkartoffeln mit Petersilie servieren. Es paßt sehr gut zu gekochtem Rindfleisch, ist aber auch ohne Fleisch ein gesundes und schmackhaftes Gericht.

kcal: 318, kJ: 1335, F: 11,2 g, EW: 13,1 g, KH: 41,2 g, BE: 3,4

Frikadellen mit Selleriepüree 4 Portionen

Frikadellen:
300 g Rinderhackfleisch
150 g Magerquark
1 Ei
1 Eigelb
Salz, Pfeffer
Majoran, Petersilie
40 ml Öl

Selleriepüree:
500 g Knollensellerie
80 g mehlige Kartoffel
350 ml Milch
$^{1}/_{16}$ l Schlagsahne
Salz, Pfeffer
Muskat
20 g Butter

Sellerieknolle und Kartoffel waschen, schälen und in Würfel schneiden. Das Gemüse in einem Kochtopf mit Milch zudecken, salzen und auf kleiner Flamme weichdünsten. Die Flüssigkeit abseihen und das Gemüse mit dem Handmixer pürieren. Sahne und Butter beifügen, mit Salz, Pfeffer und Muskat würzen und mit Zitronensaft abschmecken. Aus dem Hackfleisch und den Zutaten Frikadellen bereiten und im heißen Öl ausbacken. Dazu grünen Salat reichen.

kcal: 495, kJ: 2079, F: 36,3 g, EW: 30 g, KH: 10,4 g, BE: 0,8

Gemüselasagne 4 Portionen

12 Lasagneblätter
20 g Reibkäse
300 g Möhren
2 Zucchini
1 Aubergine
1 Kohlrübe
1 kleine Sellerieknolle
50 ml Sonnenblumenöl
1 Brokkoli
1 Lauchstange
Salz, Pfeffer
Knoblauch
500 ml passierte Tomaten
2 EL Tomatenketchup
Petersilie
Oregano, Rosmarin
30 g Parmesan

Alle Gemüse putzen, waschen und schälen. Möhren in Scheiben, Zucchini und Aubergine in grobe Würfel, Sellerie und Kohlrübe in Stifte, Lauchstange in Ringe schneiden, Brokkoli in kleine Röschen zerteilen. Möhren, Kohlrübe, Brokkoli und Sellerie im Dampf garen. Zucchini- und Auberginestücke sowie die Lauchringe in etwas heißem Öl braten. Alle Gemüse mit den passierten Tomaten und dem Parmesan mischen und mit den Gewürzen kräftig würzen. Den Boden einer feuerfesten Pfanne mit etwas Gemüsesaft ausgießen, mit Lasagneblättern belegen, Gemüse daraufgeben und so lange wiederholen, bis die ganze Masse und die Lasagneblätter verbraucht sind. Die oberste Schicht soll Gemüse sein. Mit Reibkäse bestreuen, mit dem restlichen Öl beträufeln und im Backrohr backen.

kcal: 361, kJ: 1516, F: 18 g, EW: 20,2 g, KH: 38 g, BE: 3,1

Tomaten mit Pilzfüllung 4 Portionen

8 mittelgroße Fleischtomaten
300 g Champignons oder andere Pilze
100 g Möhren
200 g Jungzwiebeln
1 Knoblauchzehe
Zitronensaft, Salz
Cayennepfeffer
1 El Tomatenketchup
200 ml passierte Tomaten oder mit etwas Wasser verdünntes Tomatenmark
Rosmarin, Petersilie
Schnittlauch
20 ml Olivenöl

Tomaten waschen und eine Kappe abschneiden, die Kerne herauslösen und die Tomaten aushöhlen. Möhren in feine Stifte schneiden, im Salzwasser blanchieren und abseihen. Pilze in dünne Scheiben schneiden und die Zwiebeln feinhacken. Öl erhitzen und zuerst darin die Zwiebeln anrösten, danach die Pilze dazugeben, salzen, pfeffern, Knoblauch zerdrücken und beifügen sowie die gehackte Petersilie dazugeben. Alles so lange rösten, bis die Flüssigkeit verdampft ist. Mit Zitronensaft abschmecken. Mit der Masse die Tomaten füllen, die Kappen wieder aufsetzen und in eine feuerfeste Form stellen. Das Fleisch der ausgehöhlten Tomaten mit den passierten Tomaten, Ketchup, Salz, Pfeffer und Rosmarin aufkochen, über die gefüllten Tomaten gießen und im Backrohr – nicht zugedeckt – etwa eine halbe

Stunde bei mittlerer Hitze braten. Mit Schnittlauch bestreuen und mit Teigwaren servieren.

kcal: 135, kJ: 567, F: 5,7 g, EW: 5,9 g, KH: 13,4 g, BE: 1,1

Seezungenfilet auf Lauch 4 Portionen

8 Seezungenfilets
30 g Mehl
Salz, Pfeffer
Zitronensaft
1 kg Lauch
4 EL verschiedene Kräuter
50 ml Maiskeimöl
20 g Butter

Fischfilets waschen, trockentupfen, salzen und mit Zitronensaft beträufeln, etwas ziehen lassen. In Mehl wenden und im heißen Öl goldbraun ausbacken. Warmstellen. Lauch putzen, waschen und in feine Ringe schneiden. Diese im restlichen Öl weichdünsten, gut würzen und auf einer feuerfesten Platte auflegen, die Fischfilets daraufgeben und reichlich mit den frischen Kräutern bestreuen. Mit Butterflocken belegen und diese im Backrohr schmelzen lassen. Dazu Naturreis reichen.

kcal: 357, kJ: 1499, F: 18,9 g, EW: 29,8 g, KH: 16 g, BE: 1,3

Grüne Bohnen im Speckhemd 4 Portionen

1 kg junge, grüne Bohnen
8 Scheiben durchzogener Räucherspeck
600 g Rinderfilet
1 Suppengrün
Salz

Meerrettichsoße:
1/4 l Joghurt
4 EL Crème fraîche
1 EL geriebener Meerrettich
2 Bund Schnittlauch
schwarzer Pfeffer
Kräutersalz, Knoblauch
1 Spritzer Essig

Suppengrün putzen und mit Salzwasser aufkochen. Das Fleisch in das kochende Wasser legen, weichkochen, etwas ziehen lassen und abseihen. In 4 Scheiben schneiden und warmstellen.

Grüne Bohnen putzen, waschen und mit einem Küchenzwirn zu 8 Bündeln binden. Im Salzwasser garen. Die Speckscheiben knusprig braten und je ein Bündel Bohnen darin einwickeln. Bindfaden vorsichtig entfernen. Auf eine feuerfeste Platte auflegen, das Fleisch dazuschichten und, wenn notwendig, im Backrohr noch einmal erhitzen. Aus den Soßezutaten mit einem Schneebesen eine dicke Soße zubereiten und das Fleisch und Gemüse damit garnieren. Den Rest in einem Schüsselchen anrichten. Dazu passen sehr gut heiße Kartoffeln.

kcal: 428, kJ: 1797, F: 20,3 g, EW: 43,3 g, KH: 16,1 g, BE: 1,3

Kräuterbrathähnchen mit glasiertem Gemüse — 4 Portionen

1 Brathähnchen, ca. 1,2 kg
Gewürzsalz
800 g verschiedene Sommergemüse
1 Bund Petersilie
1 Bund Schnittlauch
je ein Stämmchen Thymian und Basilikum, Salz, Pfeffer
verschiedene frische Kräuter
Gemüsefond, Zitronensaft
50 g Butter
1 TL Zucker

Hähnchen putzen, waschen und trockentupfen, mit Gewürzsalz einreiben und mit den ganzen gewaschenen und gut getrockneten Kräuterbündeln füllen. Den Boden einer feuerfesten Pfanne mit Gemüsefond bedecken, das Huhn hineinlegen und braten. Dazwischen einmal mit dem Saft einer ganzen Zitrone beträufeln. Nach dem Braten die Kräuter entfernen und das Hähnchen warmstellen. Gemüse putzen, waschen und in gleich große Stücke schneiden, im Dampf bißfest garen. In einer großen Pfanne Butter aufkochen, den Zucker dazugeben und zergehen lassen, mit etwas Gemüsefond aufkochen. Gemüse hineingeben und so lange schwenken, bis die Flüssigkeit verdampft und das Gemüse glänzend ist. Mit reichlich frischen Kräutern bestreut zum Hähnchen servieren und dazu Naturreis und grünen Salat reichen.

kcal: 555, kJ: 2331, F: 32,2 g, EW: 64,3 g, KH: 11,5 g, BE: 0,9

Zwiebeln mit Thunfischfülle und Kapernsoße

4 Portionen

4 Gemüsezwiebeln (ca. 1 kg)
150 g Thunfisch, abgetropft
100 g gekochter Naturreis
Salz, Pfeffer, Petersilie
1 EL Tomatenketchup
1 El Olivenöl
gehackter Estragon
1 Knoblauchzehe
1 EL Parmesan

Kapernsoße:
1 Becher Joghurt
50 g Crème fraîche
50 g Gorgonzola
1 El gehackte Kapern
2 EL gehackte Petersilie

Gemüsezwiebeln schälen, die Kappen abschneiden und im Salzwasser so lange kochen, bis sich das Innere aus den Zwiebeln lösen läßt. Dieses wird feingehackt, gesalzen und gepfeffert und mit dem zerpflückten Thunfisch, Naturreis, Knoblauch, Ketchup und den Kräutern gut verarbeitet. Die Masse in die Zwiebeln füllen, sie in eine Auflaufform stellen und den Boden mit Gemüsesuppe bedecken, mit Olivenöl beträufeln und mit Parmesan bestreuen. Im Backrohr zugedeckt etwa eine halbe Stunde bei schwacher Hitze köcheln lassen. Mit Kapernsoße und Naturreis anrichten. Die Kapernsoße wird aus den angegebenen Zutaten mit einem Handmixer gut gerührt. Gut paßt dazu Gurken- oder Tomatensalat.

kcal: 356, kJ: 1495, F: 19,1 g, EW: 18,3 g, KH: 22 g, BE: 1,8

Kalbsschnitzel im roten Bett

4 Portionen

4 Kalbsschnitzel à 200 g
350 g Fleischtomaten
100 g Zwiebel
1 rote Paprikaschote
20 ml Olivenöl

Zitronensaft
50 g Sahne
Salz, Pfeffer, Petersilie
20 g Paniermehl
20 g Parmesan

Vom Kalbsschnitzel die Haut entfernen, waschen und trockentupfen. Tomaten und Paprika mit heißem Wasser übergießen und die Haut abziehen. Mit der Zwiebel im Mixer pürieren. Das

Fleisch salzen, mit dem Handballen etwas klopfen und in heißem Öl braun braten. In eine feuerfeste Form legen und mit Zitronensaft beträufeln. Das Gemüsepüree würzen und rund um das Fleisch geben, das Fleisch mit der Sahne begießen. Petersilie, Käse und Paniermehl gut vermischen und über das Gericht streuen. Im Backrohr etwa 20 Minuten backen.

kcal: 350, kJ: 1470, F: 14,3 g, EW: 45,7 g, KH: 8,8 g, BE: 0,7

Desserts

Desserts sind die Krönung jeder Mahlzeit. Früchte eignen sich dafür besonders gut. Kalorienarm und üppig mit Vitaminen ausgestattet, in ihrem Artenreichtum fast unerschöpflich, stehen sie uns das ganze Jahr über zur Verfügung. Ein Genuß für jung und alt, und noch dazu gesund!

Exotisches Früchtekarussell 2 Portionen

1 Mango
2 Kiwis
1 Papaya
2 frische Feigen
1 TL gehackte Pistazien
50 ml Sahne
1 TL Honig
Zitronensaft
2 Blätter der Zitronenmelisse

Zwei Drittel der Früchte in kleine Würfel schneiden. 2 Spalten Feigen und 2 Kiwischeiben zur Seite legen. Die Papayawürfel mit Zitronensaft beträufeln und auf zwei Teller aufteilen. Die restlichen Früchte mit Honig und der Sahne im Mixer cremig mixen und über die Früchte gießen. Mit den Pistazien bestreuen, mit Feigenspalten, Kiwischeiben und dem Melissenblatt garnieren.

kcal: 272, kJ: 1142, F: 12,8 g, EW: 7 g, KH: 38,1 g, BE: 3,1

Birnenkomposition 2 Portionen

2 reife Williamsbirnen
2 Scheiben Ananas
2 große Erdbeeren
50 g Schlagsahne
Zitronensaft
Schokostreusel
4 Löffelbiskuits

Birnen schälen, vierteln und entkernen. Mit ganz wenig Wasser und Zitronensaft einige Minuten dünsten. Erkalten lassen. In 2 Dessertschüsselchen je 1 Scheibe Ananas legen, die Birnenviertel darauf garnieren und in die Mitte je eine Erdbeere legen. Schlagsahne steifschlagen und mit einer Garniertüte das Obst mit Sahnetupfern garnieren, mit je 4 halben Löffelbiskuits bestecken. Schokostreusel darüberstreuen.

kcal: 267, kJ: 1121, F: 9,3 g, EW: 2,9 g, KH: 43,8 g, BE: 3,6

Pfirsich-Gelee 2 Portionen

250 ml Buttermilch
8 EL Pfirsichsaft
100 g reife Pfirsiche
Zitronensaft
etwas Himbeersirup
1 EL Honig
1 Gewürznelke
6 Blatt Gelatine

Gelatine in kaltem Wasser einweichen. Die Pfirsiche in ganz wenig Wasser mit Honig und Zitronensaft weichkochen, Haut und Kerne entfernen. 8 EL des Kochsaftes zur Seite geben. Pfirsiche in kleine Stücke schneiden. Gelatine aus dem Wasser nehmen und ausdrücken. Obstsaft langsam erwärmen, die ausgedrückten Gelatineblätter darin zergehen lassen, in die Buttermilch gießen und gut verrühren. Pfirsichstücke dazugeben und alles in ausgespülte Puddingformen gießen und kaltstellen. Nach dem Erkalten stürzen und mit Himbeersirup begießen.

kcal: 104, kJ: 436, F: 0,6 g, EW: 4,8 g, KH: 11,2 g, BE: 0,9 g

Honigmelone mit Himbeeren und Vanillehäubchen 2 Portionen

300 g Honigmelone
200 g Himbeeren
2 Stück Eiswaffeln
50 ml Schlagsahne
1 Päckchen Vanillezucker

Melone in kleine Würfel schneiden und auf einen Teller legen. Himbeeren kurz abbrausen, gut abrinnen lassen und bergartig auf den Melonenwürfeln anrichten. Schlagsahne steifschlagen und zum Schluß den Vanillezucker daruntermischen. Als Haube auf den Himbeeren anrichten und mit den Eiswaffeln garnieren.

kcal: 332, kJ: 1394, F: 20,4 g, EW: 4,2 g, KH: 29,5 g, BE: 2,4 g

Obstsalat mit Camembert 2 Portionen

100 g mürber Apfel
100 g Ananas
100 g Banane
150 g Erdbeeren
100 g Camembert
Zitronensaft
50 g gehackte Walnüsse
Zitronenmelisse

Den ungeschälten, gewaschenen Apfel und die Ananas in Würfel schneiden. Die Banane in halbe Scheiben schneiden und die Erdbeeren, je nach Größe, vierteln oder achteln. In einer Schüssel vorsichtig mischen und mit Zitronensaft beträufeln. Den Camembert würfeln und darunterheben. Mit den gehackten Walnüssen bestreuen und mit Melissenblättern garnieren.

kcal: 391, kJ: 1642, F: 22,8 g, EW: 16,9 g, KH: 28,3 g, BE: 2,3 g

Literaturhinweise

Backhaus, Manfred: »Schluß mit Erkältungen«, Düsseldorf 1995
Billen, Gerd: »Erkältet – aber richtig«, Bonn 1991
Bruker, Max O.: »Erkältungen müssen nicht sein«, Lahnstein 1996
Dorstewitz, Hartmut: »Erkältung und Grippe natürlich behandeln«, München 1995
Frösner, Gert / Reimann, Eberhard: »Grippe und grippale Infekte«, Stuttgart 1992
Glenn, Jim: »Grippe und Erkältungskrankheiten«, München 1990
Harms, Margarethe: »Grippemittel der Homöopathie«, Leer 1995
Kluge, Emil: »Testfall Grippe«, München 1994
Mansmann, Vinzenz: »Grippe auf Homöopathisch«, 2 Bände, Bad Waldsee 1990
Pahlow, Mannfried: »So helfen Heilpflanzen bei Erkältung und grippalen Infekten«, München 1993
Rauch, Erich: »Natur-Heilbehandlung der Erkältungs- und Infektionskrankheiten«, Heidelberg 1995
Saris, Samuel: »New-Age-Therapiebegleitung mit Heilpflanzen«, Rödermark 1994
Saur, Ulrich: »Erkältungskrankheiten. Ratgeber bei Husten, Schnupfen, Heiserkeit«, Steyr 1994
Stumpf, Werner: »So hilft Homöopathie bei Erkältung und Grippe«, München 1995

Register

Abhärtung 99, 120
AIDS 11, 18, 105, 110
Akupressur 132
Altersschwäche 104
Antibiotika 23, 30 ff., 62, 66
Antigene 45, 106
Appetitlosigkeit 24, 88
Asiatische Grippe 18
Asthma 30
Atemnot 19
Ätherische Öle 78
Atmen 129
Augenentzündung 23
Augentränen 61
Auslaugebad 75

Bad, kühles 82
Baunscheidtismus 66
Becherzellen 37
Behandlungsmöglichkeiten 52
Bioklimatologie 16
B-Lymphozyten (B-Zellen) 109
Bronchitis 22, 30
–, chronische 35, 36, 39
Bronchospasmus 37
Brustwickel 78
Bürstenhalbbad 74

Cantharidenpflaster-Behandlung 67
Chemotherapeutika 32
Cholesterin-Rheumatismus 26
Cooper-Test 123

Dampfbad 81
Darmgrippe 24, 89
Drehschwindel (Morbus Ménière) 68
Druckgefühl 61
Durchlüftung, ausreichende 99

Einlauf 52
Einzelmittel, homöopathische 59
Eitererreger, bakterielle 23
Entzündung der Kopfhöhlen 61
Erbrechen 19, 20, 24
Ernährung, vitalstoffreiche 84

Essigstrümpfe 82
Eustachische Röhre 66

Fasten, therapeutisches 53
Feuchter Wickel 70
Fieberableitende Maßnahmen 82
Fieberbehandlung 121
Fieberblasen 40, 101
Fieberschübe, künstliche 81
Flüssigkeitszufuhr 53, 84
Funktionen des Immunsystems 105

Ganzbad, kühles 83
Ganzkörperplethysmographie 38
Gelenkrheumatismus, chronischer 81
Granulozyten 108
Grippe, akute 73
–, echte 21
–, kalte 25
–, klassische 71
–, rheumatische 25
–, übergangene 27
Grippe-Akut-Programm 47
Grippe-Vorsorge-Programm 101, 102
Grippeepidemien 15
Grippeimpfung 45
Grippevirus 9, 45
Gurgeln 69

Halslymphknoten 20
Halswickel 70
Harnsäure-Rheumatismus 26
Heilatmen 130
Heilkräuter, schweißtreibende 91
–, abwehrsteigernde 91
Heilpflanzen, vitaminhaltige 92
Helfer-T-Zellen 108
Herpesvirus 18, 40, 101
Herpes-zoster-Virus 102
Herzgespann 96
Hirnhautentzündung 24, 47
Homöopathie 57, 90
Hongkong-Grippe 18
Hörsturz 41

Immun-BCG-Impfung 120
Immunabwehr, körpereigene 87
Immunfluoreszenz-Zytometrie 29
Immunmangelsyndrom 29
Immunstimulierung 114
Infekt, grippaler 20
Infektion der Nasennebenhöhlen 51
–, der Kieferhöhlen 51
–, der Stirnhöhlen 51
Influenza 7, 9
Ischias-Neuralgie 44

Jet-Piloten-Test 127

Kehlkopfentzündung 68
Killer-T-Zellen 108
Kohl- und Krautumschläge 79
Kopfdampfbad 56, 62
Kopfgrippe 22
Kräuter, kreislaufwirksame 96
Krebs 81, 104, 112
Kreislaufschock, toxischer 22
Kreislaufversagen 95

Leibwickel, kalter 82
Lungenemphysem 36
Lungenentzündung 19, 22
Lungenfunktion 37
Lungenkreislauf 38
Lymphatismus 64
Lymphdrainage 64
Lymphdrüsen, geschwollene 21
Lymphokine 108

Makrophagen 108
Mandelangina 23, 65
Masern 47, 101, 107
Melisse 96
Melonendrink 139
Mineralstoffe 87
Mittelohrentzündung 19, 23, 66
Mumps 47
Mundthermometer 76
Muskelzittern 12

Nasale Reflexzonentherapie nach Röder 63
Nasenpolypen 64
Nasenspray 49
Nasenspülung 55, 62
Nasentropfen 49
Naturheilverfahren 30, 80
Nerven- und Hormonsystem 87

Quadranten-Syndrom 43
Quarkwickel 70, 79

Rachenentzündung 68
Rachenkatarrh 30
Reflexologie 119
Reinigung des Lymphsystems 87
Röteln 101
Rumpfreibebad, kaltes 83

Schluckbeschwerden 71
Schmalzwickel 79
Schnupfen, allergischer 51
–, infektiöser 51
–, vasomotorischer 51
Schwitzpackung 77
Seitenstrangangina 23, 69
Sommerlinde 92
Spätkomplikationen 35
Spirometrie 38
Spurenelemente 87
Staub- und Rußbelastung 36
Stimmbandlähmung 41
Stuhlkultur-Untersuchung 86

T-Lymphozyten (T-Zellen) 108
T-Suppressorzellen 109
Trigeminusneuralgie 41
Trockenbürsten 119

Überwärmungsbad 76, 81
Übungsprogramm, chinesisches 130

Vaccinetherapie 120
Ventilationsstörung 37
Vitamine) 87, 92, 114, 115, 135, 136
Vorsorgeimpfung 32

Wadenwickel 82
Wechselduschen 119
Weichteilrheumatismus 25
Winterlinde 92

Zilienzellen 37
Zungengrundangina 23
Zwischenrippen-Neuralgie 43